临床护理实践技能丛书

U0214380

手术体位与铺巾
实用手册

李小金　主审

郑三女　主编

SPM 南方传媒　广东科技出版社
全国优秀出版社

图书在版编目（CIP）数据

手术体位与铺巾实用手册 / 郑三女主编. —广州：广东科技
出版社，2024.1
　（临床护理实践技能丛书）
　ISBN 978-7-5359-8090-8

　Ⅰ．①手…　Ⅱ．①郑…　Ⅲ．①外科手术—体位—手册
Ⅳ．①R61-62

中国国家版本馆CIP数据核字（2023）第090267号

手术体位与铺巾实用手册
Shoushu Tiwei Yu Pujin Shiyong Shouce

出 版 人：严奉强
策　　划：黎青青
责任编辑：黎青青　贾亦非
装帧设计：友间文化
责任校对：李云柯　廖婷婷
责任印制：彭海波
出版发行：广东科技出版社
　　　　　（广州市环市东路水荫路11号　邮政编码：510075）
销售热线：020-37607413
https://www.gdstp.com.cn
E-mail：gdkjbw@nfcb.com.cn
经　　销：广东新华发行集团股份有限公司
印　　刷：广州市彩源印刷有限公司
　　　　　（广州市黄埔区百合三路8号）
规　　格：787 mm×1 092 mm　1/16　印张10.5　字数210千
版　　次：2024年1月第1版
　　　　　2024年1月第1次印刷
定　　价：58.00元

如发现因印装质量问题影响阅读，请与广东科技出版社印制室联系调换
（电话：020-37607272）。

手术体位与铺巾实用手册

编委会

主　审　李小金

主　编　郑三女

副主编　黄月生　彭秀银

编　者　（以姓氏笔画为序）

　　　　王春梅　朱丽娟　吴佩焰　邱　俊　张曼丽　郑三女

　　　　奚康英　高　杨　黄月生　彭秀银　焦兴元　谢　怡

绘　图　徐桂兴

序

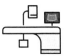

FOREWORD

手术治疗是外科疾病的主要手段，手术室也是急危重症患者抢救的重要场所，因此手术室护理工作具有其特殊性。手术的成功需要外科医生精湛的技术，麻醉医生专业的技能及专业的手术护理团队。各专业团队需从"配合者"转变为"合作者"，形成默契，熟练掌握手术流程各环节，才能提高手术效率，保证手术顺利完成，为患者提供安全、舒适的护理服务。而手术体位的安置是手术的起始阶段，合理的手术体位是确保手术顺利进行的主要条件，既要保证患者舒适、安全、无并发症出现，又要将手术部位充分显露，有助于外科医生手术中的操作。因此，手术室护士必须掌握各种手术体位的安置，全面降低因体位安置不当给手术患者和护士带来的风险，保证手术顺利完成。

随着医疗水平的飞速发展，手术新技术、新项目的开展日益增多，手术医生对手术室护理工作的要求也随着外科技术的发展逐渐提高，手术室护理人员既要熟知患者病情，制定针对性的护理方案，又要满足不同手术医生的手术习惯需求。不管做哪一个专科的哪一项手术，在面对不同的医生、患者时，手术体位与手术铺巾都存在一定差异性。如何安置正确又恰当的手术体位，为手术医生充分暴露手术野，维持手术患者肢体、关节的生理功能，避免神经、血管等损伤，在正确约束的同时防止过度牵拉与扭曲、局部持续受压等，以保障手术患者安全，是手术室护士必须掌握的基本专科技能。另外，为了建立手术无菌屏障，避免手术区域被污染，手术铺巾也是一项不容小觑的护理工作。手术室护理团队的工作已不再局限于简单的配合，更要有过硬的技术、良好的职业道德以及全局意识。

本书在标准手术体位与手术铺巾的基础上，不断总结临床经验，将理论与临床实际工作相结合，细化各手术体位与手术铺巾步骤的系统管理流程。在常见手术体位安置操作流程中采用表格形式，步骤清晰明了；总结的操作要点及注意事项详细具体；手术铺巾采用步骤图，图文并茂，一目了然，使读者易于掌握；同时配套相关项目评分标准。本书的出版为手术体位安置与铺巾的培训及管理提供了参考和借鉴，对手术室护理工作具有指导意义。

中山大学附属第一医院

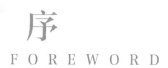

序

FOREWORD

前言

PREFACE

　　医学科技的发展、医学水平的不断提高，促进了外科技术、仪器设备及手术室技术的发展，手术室护士也在外科手术等医疗活动中扮演着越来越重要的角色，而不断涌现的新技术、新手术对手术室护士的专业素质和专科技能提出了更高要求。为顺应外科医学的发展和手术的需要，手术室护士要不断学习，紧跟时代步伐，提高自我素质。手术体位的安置和手术铺巾，是手术室护士每天必做的工作，更是不容忽视的重要工作环节。为使广大手术室护士规范操作手术体位的安置和手术铺巾等相关技术，我们特编写了本书，供护士参考。

　　全书共"手术体位概述""手术体位垫简介""手术体位配合程序及考核评价表""常见手术铺巾""常见腔镜手术仪器设备摆放"五章，经过编写团队反复临床验证，不断总结，精心编写而成。本书将各种手术体位、手术铺巾采用清晰易懂的图片展示、步骤详解等方式逐一阐述，力求做到内容简单明了，希望能帮助新入职护士和低年资护士快速掌握手术体位的安置要求，也能提高高年资护士的专业技能。

各个医院手术种类不尽相同，对患者手术体位要求也存在差异，体位安置的方法与步骤也不完全一致，故本书仅供参考。由于编者水平有限，书中难免有不妥之处，敬请广大读者不吝赐教。

　　衷心感谢中山大学附属第一医院东院护理部对本书编写提供的帮助和支持。

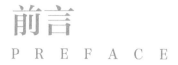

前言
PREFACE

目录
Contents

第一章
手术体位概述

第一节 手术体位安置原则及注意事项 / 002

第二节 手术体位对生理功能的影响 / 003

第二章
手术体位垫简介

第一节 自制手术体位垫（枕）规格 / 008

第二节 手术体位垫（枕）、体位架 / 009

第三章
手术体位配合程序及考核评价表

第一节 仰卧位 / 016

第二节 侧卧位 / 040

第三节 侧俯卧位 / 057

第四节 俯卧位 / 066

第五节 截石位 / 078

第六节 折刀位 / 089

第七节 手术体位垫的管理 / 094

目录
Contents

第四章
常见手术铺巾

第一节　手术铺巾原则　/ 102

第二节　手术铺巾分类及程序　/ 103

第三节　各类常见手术铺巾规格　/ 121

第四节　手术体位与手术铺巾知识问答　/ 125

第五章
常见腔镜手术仪器设备摆放

第一节　胃肠外科腔镜手术仪器设备摆放　/ 134

第二节　心胸外科腔镜手术仪器设备摆放　/ 136

第三节　妇科腔镜手术仪器设备摆放　/ 138

第四节　肝胆外科腔镜手术仪器设备摆放　/ 139

第五节　耳鼻喉科腔镜手术仪器设备摆放　/ 141

第六节　关节外科腔镜手术仪器设备摆放　/ 144

第七节　泌尿外科腔镜手术仪器设备摆放　/ 148

参考文献　/ 156

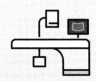

第一章
手术体位概述

手术体位与铺巾
实用手册

第一节 ▶ 手术体位安置原则及注意事项

一、手术体位安置原则

（1）手术体位一般在麻醉成功后安置，由手术医师、巡回护士、麻醉医师共同完成，体位安置须便于手术者操作，充分暴露手术区域，以便加快手术速度，节省手术时间。

（2）确保患者有较高的舒适度，减少其副损伤，可采用压疮贴或软垫保护受压部位，并做好术中保暖工作。

（3）在保证呼吸、循环稳定的前提下，适当固定患者体位，避免患者因术中体位改变而滑落坠床。

二、手术体位安置注意事项

（1）手术医师在选择手术体位时，应全面考虑患者的情况，既要清晰暴露手术野，也要考虑患者的生理代偿功能，体位对生理功能的影响不能超越患者的代偿能力。麻醉医师应保证麻醉稳定，避免麻醉过深引起循环紊乱或麻醉过浅引起患者呛咳。体位安置过程中，密切监测患者的生理变化，以免体位变化时发生气管内导管脱出、血压剧烈波动甚至心搏骤停等。

（2）巡回护士安置体位前应评估患者，在患者清醒时做好必要的沟通和解释。根据不同患者的体型、医师的习惯准备好各种体位的相应体位垫（枕）、体位架、约束带、手术床单位等。

（3）体位垫应柔软，有一定弹性，避免长时间压迫导致患者皮肤缺血性坏死。

（4）安置体位时应注意保护患者的隐私，进行适当的遮盖；注意保暖，防止受凉；注意肢端和骨突受压处的保护。

（5）安置好体位后，应妥善固定，避免术中体位发生意外改变，若术中需要变换体位，需再次评估患者体位，是否影响呼吸循环功能，固定是否牢固，并观察原受压部位皮肤情况。

（6）所有手术体位垫、体位架使用时均用治疗巾包裹，不直接与患者皮肤接触，避免交叉感染或电灼伤。

第二节 ▶ 手术体位对生理功能的影响

为了方便手术操作，不同的手术常采用不同的手术体位，然而，体位改变引起的生理反应主要是由重力改变引起的。在非麻醉状态下，机体可通过自身的代偿能力来维持正常生理功能；但在麻醉状态下，患者的知觉部分或全部消失，基本丧失自身保护和调节能力，由体位引起的生理改变带来的危害则更加明显。正常人体位改变会对循环、呼吸、神经等系统有一定的影响，因此，在选择手术体位时，须充分考虑到各种危险因素，权衡利弊，既要充分暴露手术野方便操作，也要保证患者安全。

一、对循环系统的影响

（1）体位改变时，静脉和动脉系统存在的复杂反射功能，在维持血压稳定上起到重要作用。心房的反射主要来自心房壁的牵张和自主神经的变化，而动脉压力反射与位于主动脉弓和颈动脉窦的压力感受器直接相关。一般来说，单纯体位改变并不能改变这种反射功能，而其他因素如药物、生理代偿功能的变化等，对维持反射功能有很大影响，因此，在麻醉状态下改变体位时，必须严密观察手术患者生命体征的变化，以免发生意外。

（2）当患者处于平卧位时，如果将患者自髋关节以下的肢体放低，使下肢静脉位置明显低于腔静脉，那么由于重力作用，静脉回流将较为困难，心排血量可降低。

（3）当患者处于截石位时，双下肢抬高，回心血量增加，对心肺功能低下的患者来说可能超出心脏负荷引起肺水肿。术后复位时，双下肢应单独、缓慢放下，以防止因回心血量较少引起的低血压。

（4）当患者处于俯卧位或折刀位时，腔静脉可能处于最高位置，如果再将髋关节以下的肢体放低，那么静脉回流将更困难，心排血量可明显降低。如果将患者置于头低位，使自心脏水平以下的静脉位置都高于腔静脉，那么静脉回流将增加，心排血量也将增加。容量发生再分布性改变，因为人体下肢静脉血向心回流明显增加，使心房壁张力增加，心脏每搏排血量增加。

二、对呼吸系统的影响

（1）手术体位对呼吸系统的影响主要来自两方面：重力影响和机械性障碍。重力影响主要指因重力引起器官组织的移位和体液的再分布；机械性障碍主要指对人体施加的外来压力对器官功能的影响。

（2）当患者处于直立位自主呼吸时，吸气相的主要力量源于膈肌收缩和向下移位，加上腹腔内脏和横膈向下移位，这些改变使肺功能余气量（functional residual capacity，FRC）和肺总量都增加，导致胸腔及肺容量发生变化。

（3）当患者处于仰卧位时，膈肌向头方向移位，并只能承担2/3的吸气力，腹腔内脏也向头方向移位，并压迫近背侧的隔肌使其更加明显移向头侧，当各级收缩时肺的通气量增加。

（4）当患者从仰卧位变为俯卧位时，平均动态肺顺应性降低，平均静态肺顺应性降低，但气体交换没有明显改变。

（5）当患者处于侧卧位时，因重力的影响，下侧肺受到上侧肺和纵隔的压迫，内脏也通过横膈较集中地压迫下侧肺，使其功能余气量显著低于上侧肺。

三、对中枢神经系统的影响

体位改变对脑血流的影响主要取决于平均动脉压（mean arterial pressure，MAP）和脑血管阻力的变化。

一般认为，健康人的MAP在60～150 mmHg时，可通过调节脑血管阻力使脑血流维持在稳定水平，称为脑血管自动调节机制。但当MAP超出一定界限时，脑血流直接受血压的影响。MAP低于60 mmHg时，脑血管的自动调节机能则可能丧失，影响脑灌注甚至引起脑缺血、缺氧。由于脑细胞对缺氧的耐受性很低，一旦发生则可引起脑细胞功能的损害。在麻醉期间，尽管脑缺氧、CO_2蓄积、脑肿瘤、创伤及麻醉药等因素都可影响脑血管自动调节机制，但在平卧位时，只要能维持MAP高于60 mmHg，脑血流仍可维持正常。如果在低血压的情况下，改变体位而使头处于较高位置，对脑血流的影响则更加明显。

（1）Lovell等应用红外线技术测定在不同体位下脑血容量（cerebral blood volume，CBV）的改变时发现，正常清醒受试者在仰卧位时，CBV的改变与头的位置相关。当头高18°时，CBV明显降低；头低18°时，CBV明显升高。

（2）Fuchs等比较在仰卧位头转向一侧、俯卧位或坐位时脑氧饱和度（cerebral oxygen saturation，rSO_2）的改变，结果表明，健康受试者麻醉后在任何体位的rSO_2都无明显改变，而麻醉患者在坐位时rSO_2明显降低，这提示rSO_2的改变除了与体位因素有关外，还可能与原发病有关。

（3）Marrocordatos等在临床上观察了不同体位及头的位置改变对颅内压的影响，包括仰卧头高30°或头低30°，以及仰卧头屈曲、头后伸、头右转45°或左转45°。研究结果表明，除仰卧位外，其他所有体位都可使颅内压升高，尤其是头低30°、向左或向右转、仰卧头屈曲时，颅内压显著升高。因此，对于有颅内高压者，在选择手术体位时应特别注意。

（4）与体位相关的周围神经损伤主要有5个原因：牵拉、压迫、缺血、机体代谢功能紊乱以及外科手术损伤。研究表明，压力和压迫时间需达到一定阈值才有可能导致神经损伤，并伴有临床症状。

第二章
手术体位垫简介

手术体位与铺巾
实用手册

第一节 ▶ 自制手术体位垫（枕）规格

自制手术体位垫（枕）规格见表2-1。

表2-1　自制手术体位垫（枕）规格

名称	长/cm	宽/cm	厚/cm
肩垫	35	18.5	9
	35	18.5	7.5
腋垫	40	12	10
	40	12	8
	35	10	6
方垫	30	20	10
	25	15	7
小方垫	15	10	9
	15	12	5
胸垫	40.5	21.5	15
	40.5	21.5	10
	40.5	21.5	9
	33	19	10
髂垫	25	20	10
	25	18	15
	25	18	12.5
	25	15	10
	15	10	7.5

（续上表）

名称	长/cm	宽/cm	厚/cm
膝垫	50	13	5
	15	12	5
长垫	50	15	7.5
	50	15	5
大沙袋	30.5	15	5
小沙袋	15	12	2.5
甲状腺垫	44.5	34.5	12.5
大枕	59	35	12

第二节 ▶ 手术体位垫（枕）、体位架

一、自制手术体位垫

各种自制手术体位垫如图2-1至图2-7所示。

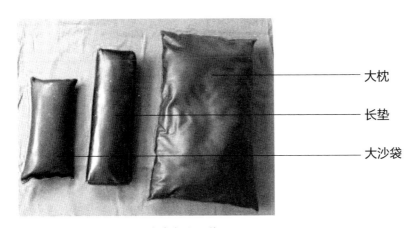

图2-1 自制成人45°侧卧手术体位垫

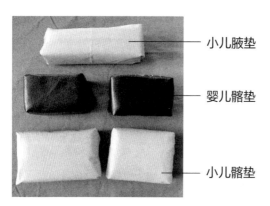

图2-2　自制小儿腋垫及髂垫

小儿腋垫

婴儿髂垫

小儿髂垫

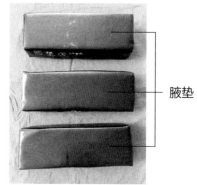

图2-3　自制成人腋垫

腋垫

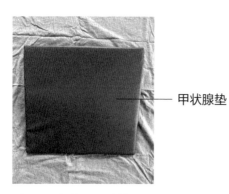

图2-4　自制甲状腺垫

甲状腺垫

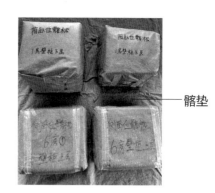

图2-5　自制髂垫

髂垫

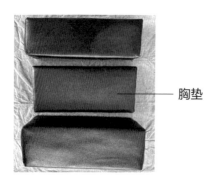

图2-6　自制胸垫

胸垫

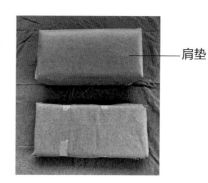

图2-7　自制肩垫

肩垫

二、手术啫喱垫

各类手术啫喱垫如图2-8至图2-13所示。

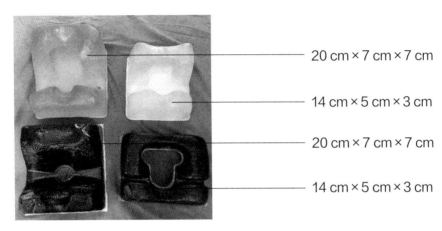

20 cm × 7 cm × 7 cm

14 cm × 5 cm × 3 cm

20 cm × 7 cm × 7 cm

14 cm × 5 cm × 3 cm

图2-8　成人啫喱头圈

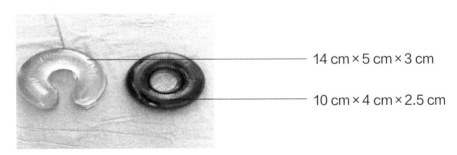

14 cm × 5 cm × 3 cm

10 cm × 4 cm × 2.5 cm

图2-9　小儿啫喱头圈

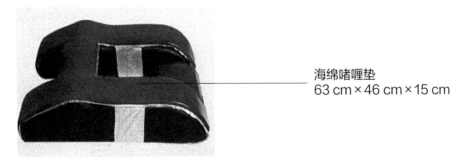

海绵啫喱垫
63 cm × 46 cm × 15 cm

图2-10　啫喱俯卧垫

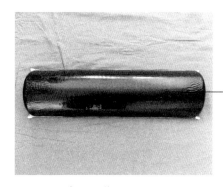

30 cm×15 cm×7 cm

图2-11　啫喱腰垫

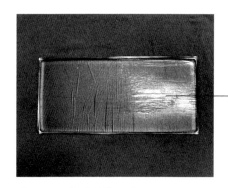

30 cm×20 cm×1.5 cm

图2-12　啫喱平垫

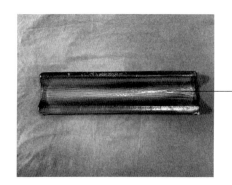

50 cm×15 cm×4 cm

图2-13　啫喱膝垫

三、手术体位架

各类手术体位架如图2-14至图2-19所示。

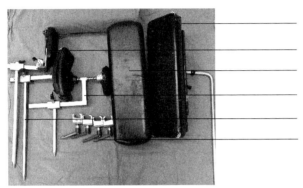

上层托手架
骶尾部挡板
下层托手架
耻骨联合挡板
肩胛挡板
床边固定架

图2-14　90°侧卧位手术体位架

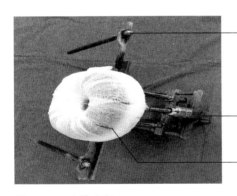

固定杆

升降手柄

啫喱头圈

图2-15　脑科头架

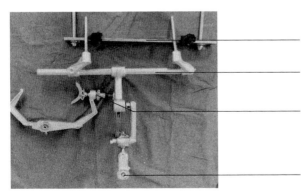

自制可调节固定架

底座

头夹

万向连接头

图2-16　三钉头架

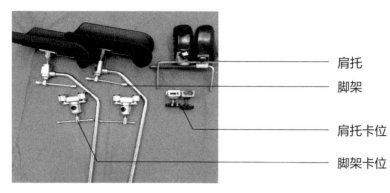

肩托

脚架

肩托卡位

脚架卡位

图2-17　截石位架

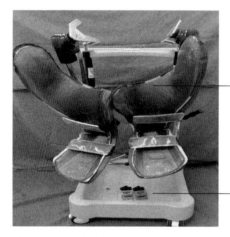

马镫形截石位脚架

马镫形截石位脚架卡位

图2-18　马镫形截石位脚架

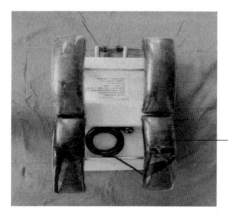

可调节俯卧位垫

图2-19　电动俯卧位体位架

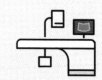

第三章

手术体位配合程序及评分标准

手术体位与铺巾
实用手册

第一节 ▶ 仰卧位

一、目的

（1）在减少患者生理功能影响的前提下，充分暴露手术野，便于手术医师操作，并注意保护患者隐私。

（2）保持患者躯体的正常生理弯曲，维持各肢体、关节正常生理功能位，防止过度牵拉、扭曲，以及神经、血管受压。

（3）注意分散压力，避免骨突处局部受压，保护患者皮肤的完整性。

（4）使患者保持呼吸、循环稳定，感觉舒适。

二、评估

（1）患者的年龄、心理状态及全身皮肤情况。

（2）患者体型及相应的手术体位垫的类型、规格，以及麻醉方式。

（3）患者对疾病、手术体位的认知程度，以及患者的合作程度。

（4）患者疾病状态、躯体、四肢及髋关节活动状况，是否伴相关症状。

三、准备

（1）护士：着装整洁，戴口罩、帽子。

（2）核对：患者姓名、性别、年龄、病区、床号、住院号、手术名称、手术部位。

（3）解释：向患者解释操作目的，取得患者的合作。

（4）环境：安静、整洁，室温为22～25 ℃。

（5）用物：根据不同手术体位及患者体型进行准备。

四、分类

1. 水平仰卧位

（1）适应证：胃、小肠、结肠、肝、胆、胰、脾手术。

（2）备物：头枕1个、大枕1个、约束带1条，必要时准备方垫1个（肝、胆、胰、脾手术时垫于患侧的手术野）。

水平仰卧位用物准备见图3-1，体位安置见图3-2。

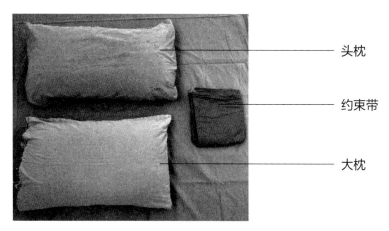

头枕

约束带

大枕

图3-1　水平仰卧位用物准备

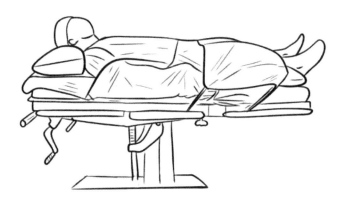

图3-2　水平仰卧位体位安置

（3）水平仰卧位操作程序见表3-1。

表3-1　水平仰卧位操作程序表

项目	步骤	要点及注意事项
移动患者	①移动患者前检查并确认手术体位垫齐全，将用物放于手术床旁，按需要调整输液架的位置 ②与患者做好解释 ③协助患者移动，置患者于手术床中央，头部安置舒适，根据麻醉方式置枕（腰麻去枕仰卧）	①再次核对患者信息及用物 ②取得患者合作 ③移动时注意保护好输液管，防止滑脱，保持布单平整
置枕	④肝、胆、胰手术时，可于右背部肋下区垫一方垫 ⑤脾手术时于左背部肋下区垫一小垫，以更好地暴露手术野 ⑥有输液的上肢接好延长管固定于身体一侧的中单下，无输液的上肢直接固定于中单下 ⑦腘窝处放置大枕，约束带固定双下肢 ⑧根据手术所需的角度摇床	④垫的大小30 cm×20 cm×10 cm ⑤垫垫时托起患者，避免拖、拉患者 ⑥妥善固定输液连接处及患者血氧夹 ⑦固定位置在膝盖以上 ⑧注意防止患者坠床
检查整理	⑨检查患者体位是否舒适，并交代注意事项 ⑩暴露手术消毒部位 ⑪注意保暖 ⑫整理用物	⑨防止受压 ⑩暴露足够大的消毒范围 ⑪防止受凉 ⑫及时清理多余的用物

（4）水平仰卧位考核评价见表3-2。

表3-2 水平仰卧位考核评价表

项目	项目分类	扣分细则	扣分
评估 （10分）	患者（8分）	未关注患者年龄、病情、心理、对手术体位的认知	各-2
	麻醉状态（2分）	未了解麻醉方式或麻醉未完成即开始操作	-2
准备 （20分）	操作者（4分）	衣装不整、未戴口罩	各-2
	核对（5分）	未核对 漏核对一项	-5 各-1
	解释（2分）	未解释操作目的	-2
	环境（4分）	室温过低或过高 湿度不宜	-2 -2
	用物（5分）	少一件	各-1
操作过程 （50分）	再次核对患者信息及用物（10分）	未核对 物品放置不合理 用物不齐全	-5 -3 -2
	协助患者移动至床中央（20分）	位置不符合要求 头部过高 头部过低 未保护输液管等导致管道脱落	-5 -5 -5 -5
	置枕（10分）	枕过高 枕过低 枕放置位置不正确	-3 -3 -4
	固定双上肢（5分）	未固定到肘关节上方 未核查输液管道是否保持通畅	-3 -2
	固定双下肢、腘窝处放置大枕（5分）	未在膝盖以上固定 未放置大枕	-3 -2

（续上表）

项目	项目分类	扣分细则	扣分
整理 （10分）	检查、整理（10分）	患者固定不牢、欠舒适 未注意保暖、未保护患者隐私 剩余物品未整理	各-2 各-2 -2
质量 （10分）	整体（10分）	态度生硬、不关心患者 操作欠熟练、欠条理，动作欠轻 巧，体位安置不满意	各-2 各-2

2. 上肢外展仰卧位

（1）适应证：乳腺手术。

（2）备物：头枕1个、大枕1个、小方垫1个、约束带1条、托手架1个。

上肢外展仰卧位用物准备见图3-3，体位安置见图3-4。

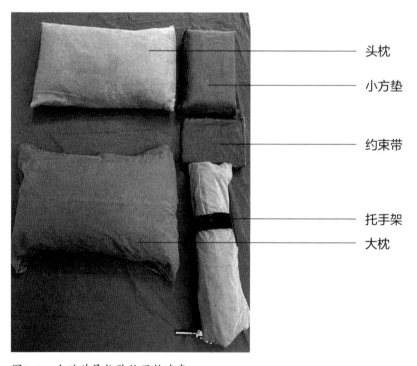

图3-3　上肢外展仰卧位用物准备

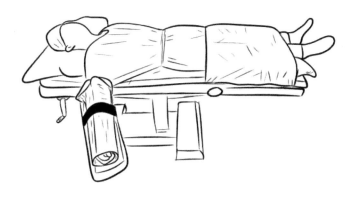

图3-4 上肢外展仰卧位体位安置

（3）上肢外展仰卧位操作程序见表3-3。

表3-3 上肢外展仰卧位操作程序表

项目	步骤	要点及注意事项
移动患者	①移动患者前检查并确认手术体位垫齐全，将用物放于手术床旁，按需要调整输液架的位置 ②与患者做好解释 ③协助患者移动，置患者患侧肩部于手术床边缘	①再次核对患者信息及用物 ②取得患者合作 ③移动时注意保护好输液管，防止滑脱，并保持布单平整
置枕	④患侧上肢外展，肩下垫小方垫抬高约20° ⑤患侧上肢固定在托手架上，外展不超过90°，健侧上肢固定于身体一侧中单下 ⑥腘窝处放置大枕，固定双下肢	④垫的大小约25 cm×25 cm×10 cm ⑤绷带不能直接绑在手臂上，不能打活结固定；上肢外展不能超过90°，以免损伤臂丛神经 ⑥固定位置在膝盖以上
检查整理	⑦检查患者体位是否舒适，并交代注意事项 ⑧暴露手术消毒部位 ⑨注意保暖 ⑩整理用物	⑦防止受压 ⑧暴露足够大的消毒范围 ⑨防止受凉 ⑩及时清理多余的用物

（4）上肢外展仰卧位考核评价见表3-4。

表3-4 上肢外展仰卧位考核评价表

项目	项目分类	扣分细则	扣分
评估（10分）	患者（8分）	未关注患者年龄、病情、心理、对手术体位的认知	各-2
	麻醉状态（2分）	未了解麻醉方式或麻醉未完成即开始操作	-2
准备（20分）	操作者（4分）	衣装不整、未戴口罩	各-2
	核对（5分）	未核对 漏核对一项	-5 各-1
	解释（2分）	未解释操作目的	-2
	环境（4分）	室温过低或过高 湿度不宜	-2 -2
	用物（5分）	少一件	各-1
操作过程（50分）	再次核对患者信息及用物（10分）	未核对 物品放置不合理 用物不齐全	-5 -3 -2
	协助患者移动至床边缘（20分）	位置不符合要求 头部过高 头部过低 未保护输液管等导致管道脱落	-5 -5 -5 -5
	置枕（10分）	枕过高 枕过低 枕放置位置不正确	-3 -3 -4
	固定双上肢（5分）	上肢外展超过90° 未核查输液管道是否保持通畅	-3 -2
	固定双下肢、腘窝处置大枕（5分）	未在膝盖以上固定 未放置大枕	-3 -2

（续上表）

项目	项目分类	扣分细则	扣分
整理 （10分）	检查、整理（10分）	患者固定不牢、欠舒适 未注意保暖、未保护患者隐私 剩余物品未整理	各-2 各-2 -2
质量 （10分）	整体（10分）	态度生硬、不关心患者 操作欠熟练、欠条理，动作欠轻巧，体位安置不满意	各-2 各-2

3. 垂头仰卧位

（1）适应证：甲状腺手术，腭裂修补，全麻扁桃体摘除及取气管异物、食管异物等。

（2）备物：甲状腺垫1个、大枕1个、约束带1条、圆柱中单1张。

垂头仰卧位用物准备见图3-5，体位安置见图3-6。

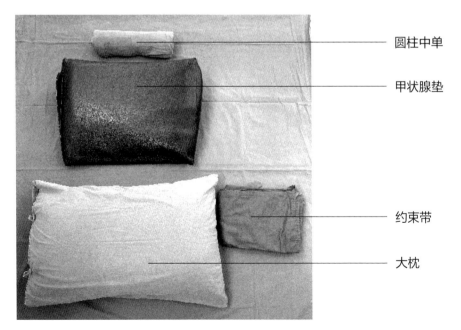

图3-5　垂头仰卧位用物准备

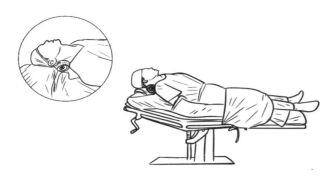

图3-6 垂头仰卧位体位安置

（3）垂头仰卧位操作程序见表3-5。

表3-5 垂头仰卧位操作程序表

项目	步骤	要点及注意事项
移动患者	①移动患者前检查并确认手术体位垫齐全，将用物放于手术床旁，按需要调整输液架的位置 ②与患者做好解释 ③协助患者移动，置患者于手术床中央	①再次核对患者信息及用物 ②取得患者合作 ③移动时注意保护好输液管，防止滑脱，保持布单平整
置枕	④置患者于甲状腺垫上，肩部平甲状腺垫上缘 ⑤头部垫中单，颈部悬空处置一圆柱中单 ⑥双上肢固定于患者身体两侧的中单下，抬高头部15°～20° ⑦腘窝处放置大枕，固定双下肢	④注意托住患者头部，防止颈部过伸 ⑤防止颈部悬空 ⑥抬高头部15°～20°，以减少术中出血及头部充血 ⑦双下肢放松
检查整理	⑧检查患者体位是否舒适，并交代注意事项 ⑨暴露手术消毒部位 ⑩注意保暖 ⑪整理用物	⑧防止受压 ⑨暴露足够大的消毒范围 ⑩防止受凉 ⑪及时清理多余的用物

（4）垂头仰卧位考核评价见表3-6。

表3-6 垂头仰卧位考核评价表

项目	项目分类	扣分细则	扣分
评估 （10分）	患者（8分）	未关注患者年龄、病情、心理、对手术体位的认知	各-2
	麻醉状态（2分）	未了解麻醉方式或麻醉未完成即开始操作	-2
准备 （20分）	操作者（4分）	衣装不整、未戴口罩	各-2
	核对（5分）	未核对 漏核对一项	-5 各-1
	解释（2分）	未解释操作目的	-2
	环境（4分）	室温过低或过高 温度不宜	-2 -2
	用物（5分）	少一件	各-1
操作过程 （50分）	再次核对患者信息及用物（10分）	未核对 物品放置不合理 用物不齐全	-5 -3 -2
	置枕，协助患者移动至床中央，肩部平甲状腺垫的上缘（15分）	位置不符合要求 肩部未平甲状腺垫的上缘 高度不符合要求 颈部过度后仰 未保护输液管等导致管道脱落	-3 -2 -2 -5 -3
	颈下置圆柱中单（10分）	颈部悬空	-10
	固定双上肢（5分）	未固定到肘关节上方 未核查输液管道是否保持通畅	-3 -2
	固定双下肢、腘窝处放置大枕（5分）	未在膝盖以上固定 未放置大枕	-3 -2
	摇床（5分）	手术床功能不熟悉 摇床角度不符合要求	-2 -3

（续上表）

项目	项目分类	扣分细则	扣分
整理 （10分）	检查、整理（10分）	患者固定不牢、欠舒适 未注意保暖、未保护患者隐私 剩余物品未整理	各-2 各-2 -2
质量 （10分）	整体（10分）	态度生硬、不关心患者 操作欠熟练、欠条理，动作欠轻巧，体位安置不满意	各-2 各-2

4. 侧头仰卧位一

（1）适应证：颈椎前路手术、颈前路钢板内固定术、颈前路齿突骨折复位中空加压螺钉固定术等。

（2）备物：肩垫1个、圆柱中单1张、小沙袋2个、胶布1卷、大枕1个、约束带1条。

侧头仰卧位一用物准备见图3-7，体位安置见图3-8。

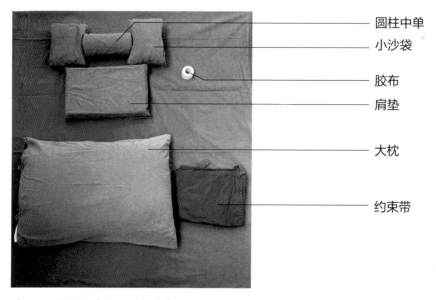

图3-7　侧头仰卧位一用物准备

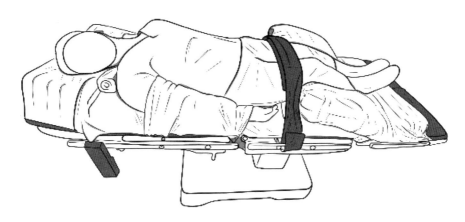

图3-8 侧头仰卧位一体位安置

（3）侧头仰卧位一操作程序见表3-7。

表3-7 侧头仰卧位一操作程序表

项目	步骤	要点及注意事项
移动患者	①移动患者前检查并确认手术体位垫齐全，将用物放于手术床旁，按需调整输液架位置 ②与患者做好解释 ③协助患者移动，置患者于手术床中央	①再次核对患者信息及用物 ②取得患者合作 ③移动时注意保护好输液管，防止滑脱，保持布单平整
置枕并固定头部	④协助患者上移，双肩下垫一肩垫（平肩峰） ⑤颈下垫一圆柱中单，头稍偏向手术对侧 ⑥头两侧置小沙袋，固定头部 ⑦抬高手术床头板5°～10° ⑧分别用胶布固定额头、下颌至手术床头板两侧	④肩垫横向放置于平肩峰处 ⑤防止颈部悬空 ⑥固定要牢靠 ⑦注意勿过伸或过仰 ⑧胶布固定时注意避开患者头发、眉毛，避免二次伤害

（续上表）

项目	步骤	要点及注意事项
固定上下肢	⑨双上肢自然放于身体两侧，用中单固定 ⑩双下肢腘窝处放置大枕 ⑪在膝盖以上用约束带固定双下肢	⑨保持肢体的功能位置，注意保护好输液管，防止滑脱 ⑩双下肢放松 ⑪固定要牢固，固定位置在膝盖以上
检查整理	⑫检查患者体位是否舒适，并交代注意事项 ⑬暴露手术消毒部位 ⑭注意保暖 ⑮整理用物	⑫防止受压 ⑬暴露足够大的消毒范围 ⑭防止受凉 ⑮及时清理多余的用物

（4）侧头仰卧位一考核评价见表3-8。

表3-8 侧头仰卧位一考核评价表

项目	项目分类	扣分细则	扣分
评估（10分）	患者（8分）	未关注患者年龄、病情、心理、对手术体位的认知	各-2
	麻醉状态（2分）	未了解麻醉方式或麻醉未完成即开始操作	-2
准备（20分）	操作者（4分）	衣装不整、未戴口罩	各-2
	核对（5分）	未核对 漏核对一项	-5 各-1
	解释（2分）	未解释操作目的	-2
	环境（4分）	室温过低或过高 湿度不宜	-2 -2
	用物（5分）	少一件	各-1

（续上表）

项目	项目分类	扣分细则	扣分
操作过程（50分）	再次核对患者信息及用物（10分）	未核对	-5
		物品放置不合理	-3
		用物不齐全	-2
	置枕，协助患者移动至床中央，肩部平肩垫的上缘（20分）	位置不符合要求	-4
		肩部未平肩垫上缘	-4
		高度不符合要求	-4
		颈部过度过伸或后仰	-4
		未保护输液管等导致管道脱落	-4
	颈部下置圆柱中单，头部、下颌部固定（10分）	颈部悬空	-5
		未固定	-2
		固定位置不符合要求	-3
	固定双上肢（5分）	未固定	-5
	固定双下肢、腘窝处放置大枕（5分）	未在膝盖以上固定	-3
		未放置大枕	-2
整理（10分）	检查、整理（10分）	患者固定不牢、欠舒适	各-2
		未注意保暖、未保护患者隐私	各-2
		剩余物品未整理	-2
质量（10分）	整体（10分）	态度生硬、不关心患者	各-2
		操作欠熟练、欠条理，动作欠轻巧，体位安置不满意	各-2

5. 侧头仰卧位二

（1）适应证：锁骨切开复位内固定术、锁骨内固定取出术等。

（2）备物：25 cm×15 cm×7 cm方垫1张、约束带1条、大枕1个、中单1张。

侧头仰卧位二用物准备见图3-9，体位安置见图3-10。

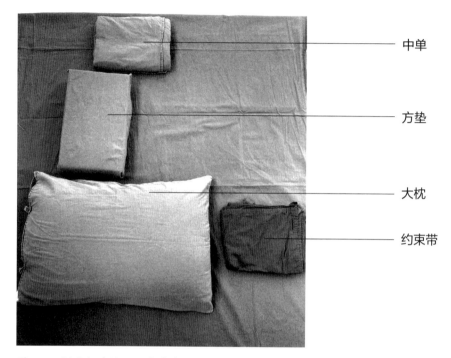

中单

方垫

大枕

约束带

图3-9　侧头仰卧位二用物准备

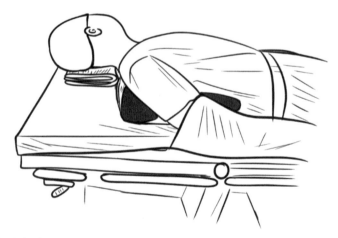

图3-10　侧头仰卧位二体位安置

（3）侧头仰卧位二操作程序见表3-9。

表3-9　侧头仰卧位二操作程序表

项目	步骤	要点及注意事项
移动患者	①移动患者前检查并确认手术体位垫齐全，将用物放于治疗车上后，推至手术床旁，静脉通道建立于健侧 ②与患者做好解释 ③协助患者仰卧于手术床上	①再次核对患者信息及用物，应根据患者体型选择合适的手术体位垫 ②取得患者合作 ③移动患者时避免拖、拉，保持床单清洁干燥
置枕	④使患侧尽量靠近手术床边缘 ⑤肩下垫方垫，头部垫中单偏向健侧 ⑥患者双上肢固定于身体两侧的中单下 ⑦腘窝处放置大枕，约束带固定双下肢	④患侧安置合理 ⑤防止颈部悬空 ⑥手术医师手术时，注意勿压迫患者双上肢 ⑦放松双下肢
检查整理	⑧检查患者体位是否舒适，并交代注意事项 ⑨暴露手术消毒部位 ⑩注意保暖 ⑪整理用物	⑧防止受压 ⑨暴露足够大的消毒范围 ⑩防止受凉 ⑪及时清理多余的用物

（4）侧头仰卧位二考核评价见表3-10。

表3-10　侧头仰卧位二考核评价表

项目	项目分类	扣分细则	扣分
评估 （10分）	患者（8分）	未关注患者年龄、病情、心理、对手术体位的认知	各-2
	麻醉状态（2分）	未了解麻醉方式或麻醉未成功即开始操作	-2

（续上表）

项目	项目分类	扣分细则	扣分
准备 （20分）	操作者（4分）	衣装不整、未戴口罩	各-2
	核对（5分）	未核对	-5
		漏核对一项	各-1
	解释（2分）	未解释操作目的	-2
	环境（4分）	室温过低或过高	-2
		湿度不宜	-2
	用物（5分）	少一件	各-1
操作过程 （50分）	再次核对患者信息及 用物（10分）	未核对	-5
		物品放置不合理	-3
		用物不齐全	-2
	协助患者移动至床边 缘（15分）	位置不符合要求	-3
		头部过高	-3
		头部过低	-3
		未注意保暖	-3
		未保护输液管等导致管道脱落	-3
	置枕（10分）	枕放置位置不正确	-5
		枕过高或过低	-5
	头偏向健侧（5分）	位置不符合要求	-5
	固定双上肢（5分）	未固定	-5
	固定双下肢，腘窝处 放置大枕（5分）	未放置大枕	-2
		未在膝盖以上固定	-3
整理 （10分）	检查、整理（10分）	患者固定不牢、欠舒适	各-2
		未注意保暖、未保护患者隐私	各-2
		剩余物品未整理	-2
质量 （10分）	整体（10分）	态度生硬、不关心患者	各-2
		操作欠熟练、欠条理，动作欠轻 巧，体位安置不满意	各-2

6. 45° 斜仰卧位

（1）适应证：股骨粗隆间骨折动力髋螺钉（DHS）内固定、股骨颈骨折手术等。

（2）备物：沙袋、长枕、头枕、大枕、托手架各1个，约束带1条。

45° 斜仰卧位用物准备见图3-11，体位安置见图3-12。

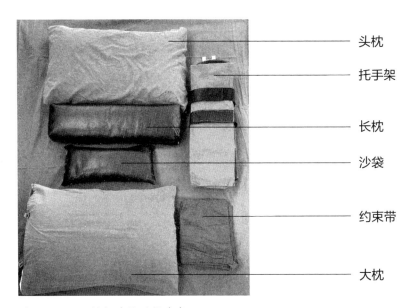

图3-11　45° 斜仰卧位用物准备

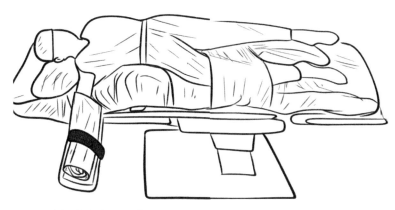

图3-12　45° 斜仰卧位体位安置

（3）45°斜仰卧位操作程序见表3-11。

表3-11　45°斜仰卧位操作程序表

项目	步骤	要点及注意事项
移动患者	①移动患者前检查并确认手术体位垫齐全，将用物放于治疗车上后，推至手术床旁，将输液架放于患者的健侧 ②与患者做好解释 ③脱去患者两侧裤腿，将患者尽量向患侧手术床缘移动	①再次核对患者信息及用物，移动患者时避免拖、拉，保持床单清洁干燥 ②取得患者合作 ③静脉通道建立在患者患侧的上肢，保护好输液管，防止滑脱
放置体位架	④健侧髂嵴处置沙袋，于中单下固定 ⑤患侧髂嵴处置长枕，于中单下固定。 ⑥患侧肢体下放置大枕，约束带固定健肢膝关节上方 ⑦患侧上肢外展于托手架上，健侧上肢包裹于中单内	④确认沙袋、长枕固定牢靠 ⑤置长枕时，保持手术部位充分暴露 ⑥固定位置正确、牢固 ⑦上肢外展不能超过90°
检查整理	⑧检查患者体位是否舒适，并交代注意事项 ⑨暴露手术消毒部位 ⑩注意保暖 ⑪整理用物	⑧防止受压 ⑨暴露足够大的消毒范围 ⑩防止受凉 ⑪及时清理多余的用物

（4）45°斜仰卧位考核评价见表3-12。

表3-12　45°斜仰卧位考核评价表

项目	项目分类	扣分细则	扣分
评估 （10分）	患者（8分）	未关注患者年龄、病情、心理、对手术体位的认知	各-2

（续上表）

项目	项目分类	扣分细则	扣分
评估 （10分）	麻醉状态（2分）	未了解麻醉方式或麻醉未完成即开始操作	-2
准备 （20分）	操作者（4分）	衣装不整、未戴口罩	各-2
	核对（5分）	未核对 漏核对一项	-5 各-1
	解释（2分）	未解释操作目的	-2
	环境（4分）	室温过低或过高 湿度不宜	-2 -2
	用物（5分）	少一件	各-1
操作过程 （50分）	再次核对患者信息及用物（10分）	未核对 物品放置不合理 用物不齐全	-5 -3 -2
	协助患者移至患侧床边缘（15分）	位置不符合 未保护输液管等导致管道脱落	-10 -5
	放置沙袋、长枕（15分）	部位或高度不符合要求 手术部位暴露不充分	-10 -5
	固定双上肢（5分）	未固定	-5
	患侧肢体下垫大枕，固定健侧下肢（5分）	未在膝盖以上固定 未放置大枕	-3 -2
整理 （10分）	检查、整理（10分）	患者固定不牢、欠舒适 未注意保暖、未保护患者隐私 剩余物品未整理	各-2 各-2 -2
质量 （10分）	整体（10分）	态度生硬、不关心患者 操作欠熟练、欠条理，动作欠轻巧，体位安置不满意	各-2 各-2

7. 骨科牵引床的应用

（1）适应证：股骨粗隆间骨折、对位困难的股骨干骨折、髋关节镜手术等。

（2）备物：牵引床及相关配件、大棉垫2张、小棉垫1张、绵纸1张、会阴垫1张、绷带1卷。

骨科牵引床用物准备见图3-13，体位安置见图3-14。

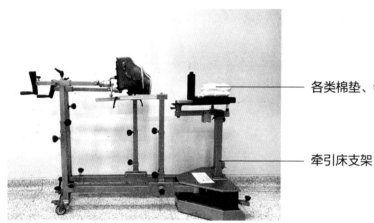

各类棉垫、会阴垫、绷带

牵引床支架

图3-13 骨科牵引床用物准备

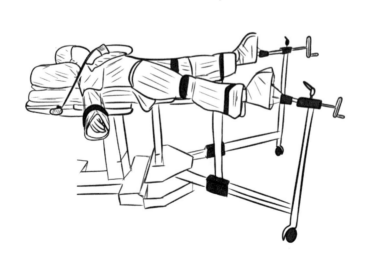

图3-14 骨科牵引床体位安置

（3）骨科牵引床操作程序见图3-13。

表3-13　骨科牵引床操作程序表

项目	步骤	要点及注意事项
连接牵引床	①移动患者前检查并确认手术体位架齐全，将用物放于手术床旁，按需要调整输液架的位置 ②与患者做好解释 ③将牵引床与手术床对接，固定螺丝	①再次核对患者信息及用物 ②取得患者合作 ③保护患者，防止患者坠床
移动患者，将患者各部位分别固定	④向床尾方向移动患者，置会阴柱，垫会阴垫 ⑤将附着牵引臂拉出，根据患者身高安装牵引臂 ⑥固定患者双上肢，健侧上肢外展于托手架固定，患侧上肢用绵纸包裹放于胸前绷带牵引固定在对侧手术床边缘 ⑦患侧肩部垫小软枕或棉垫	④避免会阴皮肤直接与会阴柱接触，会阴与会阴柱之间放置长棉垫且必须留有间隙，以免牵引时压伤患者会阴部 ⑤固定牵引床各个关节，牵引的长度要适中，以免固定不牢固 ⑥上肢外展不能超过90°，以防损伤臂丛神经 ⑦防止悬空
固定双足	⑧将患者双足固定在足托架上，用大棉垫包裹，绷带固定	⑧用大棉垫保护足跟、踝关节的皮肤，露出足趾，观察末梢循环
检查整理	⑨检查患者体位是否舒适，并交代注意事项 ⑩检查体位是否达到要求 ⑪暴露手术消毒部位，注意保暖 ⑫整理用物	⑨防止受压 ⑩暴露足够大的消毒范围 ⑪防止受凉 ⑫及时清理多余的用物

（4）骨科牵引床考核评价见表3-14。

表3-14　骨科牵引床考核评价表

项目	项目分类	扣分细则	扣分
评估 （10分）	患者（8分）	未关注患者年龄、病情、心理、对手术体位的认知	各-2
	麻醉状态（2分）	未了解麻醉方式或麻醉未完成即开始操作	-2
准备 （20分）	操作者（4分）	衣装不整、未戴口罩	各-2
	核对（5分）	未核对 漏核对一项	-5 各-1
	解释（2分）	未解释操作目的	-2
	环境（4分）	室温过低或过高 湿度不宜	-2 -2
	用物（5分）	少一件	各-1
操作过程 （50分）	再次核对患者信息及用物（10分）	未核对 物品放置不合理 用物不齐全	-5 -3 -2
	连接牵引床（5分）	未固定或固定不牢	-5
	协助患者移动至床尾牵引床会阴柱，臀下垫会阴垫（15分）	位置不符合要求 未保护输液管等导致管道脱落 未保护会阴部 肩部悬空	-4 -4 -4 -3
	安装牵引臂（10分）	牵引臂长度不符合要求 固定不牢固	-5 -5
	固定双上肢（5分）	未固定	-5
	固定双足（5分）	未保护双足跟 未保护踝关节皮肤	-3 -2

（续上表）

项目	项目分类	扣分细则	扣分
整理 （10分）	检查、整理（10分）	患者固定不牢、欠舒适 木注意保暖、木保护患者隐私 剩余物品未整理	各-2 各-2 -2
质量 （10分）	整体（10分）	态度生硬、不关心患者 操作欠熟练、欠条理，动作欠轻 巧，体位安置不满意	各-2 各-2

五、仰卧位安置评价

（1）安置手术体位过程中患者无不适，输液管、气管内导管等管道无滑脱或移位。

（2）能充分暴露手术野，肢体处于功能位置。

（3）受压部位皮肤无破损。

六、操作重点提示

（1）头、颈后仰卧位时，根据患者脖子的长度选择合适的圆柱中单，防止颈部悬空。

（2）安置体位时需注意在患者的腘窝处放置一大枕，保证其处于功能位置以及患者舒适度良好。

（3）剖宫产患者麻醉后适当垫高右侧腰部，或将手术床摇向左侧15°～30°，以预防仰卧位低血压综合征。

（4）应避免患者双上肢压迫或过度外展。

（5）所有手术体位垫、体位架使用时均用治疗巾包裹，不直接与患者皮肤接触，避免交叉感染或电灼伤。

（6）全麻患者麻醉后应对眼睛实施保护，防止角膜干燥受损。

（7）正确约束患者，松紧适宜（以能容纳1指为宜），维持躯体稳定，防止术中躯体移位、坠床。

七、受压部位

（1）枕部。

（2）耳郭。

（3）骶尾部。

（4）足跟。

八、相关意外和并发症

（1）挤压伤。

（2）臂丛神经损伤。

（3）皮肤肌肉压伤。

（4）体位性低血压综合征。

第二节 ▶ 侧卧位

一、目的

（1）在减少患者生理功能影响的前提下，充分暴露手术野，便于手术医师操作，并注意保护患者隐私。

（2）保持患者躯体的正常生理弯曲，维持各肢体、关节正常生理功能位，防止过度牵拉、扭曲，以及神经、血管受压。

（3）注意分散压力，避免骨突处局部受压，保护患者皮肤的完整性。

（4）使患者保持呼吸、循环稳定，感觉舒适。

二、评估

（1）患者的年龄、心理状态及全身皮肤情况。

（2）患者体型及相应的手术体位垫的类型、规格，以及麻醉方式。

（3）患者对疾病、手术体位的认知程度，以及患者的合作程度。

（4）患者疾病状态，躯体、四肢及髋关节活动状况，是否伴相关症状。

三、准备

（1）护士：着装整洁，戴口罩、帽子。

（2）核对：患者姓名、性别、年龄、病区、床号、住院号、手术名称、手术部位。

（3）解释：向患者解释操作目的，取得患者的合作。

（4）环境：整洁、安静，室温为22～25 ℃。

（5）用物：根据不同手术体位及患者体型进行准备。

四、分类

1. 脑科侧卧位

（1）适应证：后颅凹（包括小脑、四脑室、天幕顶）、枕骨大孔区肿瘤、斜坡脊索瘤手术等。

（2）备物：胸垫2个，挡板、床边固定架各3个，约束带1条，绷带1卷，束臂带2条，脑科头架、托手架、啫喱头圈、腋垫、大枕各1个。

脑科侧卧位用物准备见图3-15，体位安置见图3-16。

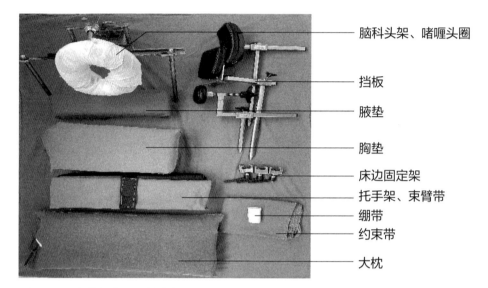

脑科头架、啫喱头圈

挡板

腋垫

胸垫

床边固定架

托手架、束臂带

绷带

约束带

大枕

图3-15　脑科侧卧位用物准备

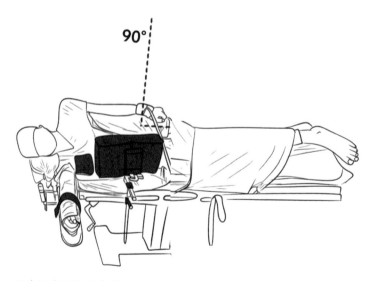

图3-16　脑科侧卧位体位安置

（3）脑科侧卧位操作程序见表3-15。

表3-15 脑科侧卧位操作程序表

项目	步骤	要点及注意事项
移动患者	①移动患者前检查并确认手术体位垫齐全，并将其放置于治疗车上 ②与患者做好解释 ③啫喱头圈置于脑科头架上 ④将患者"一"字翻身与手术床成90°，患侧向上；头部置于脑科头架上	①再次核对患者信息及用物 ②取得患者合作 ③头部放置稳妥，靠近脑科头架的边缘 ④妥善放置各种管道，防止滑脱
固定双上肢	⑤健侧上肢置于托手架上，患侧上肢置于患者身上，用绵纸包裹，用绷带固定于手术床边缘	⑤健侧上肢外展不超过90°，防止臂丛神经损伤；患侧固定要牢靠，松紧度适宜
置腋垫	⑥在健侧腋下距离腋窝一拳处垫专用腋垫	⑥必须让上肢悬空，防止压迫臂丛神经
置大枕	⑦两腿之间放置大枕	⑦上腿伸直，下腿屈曲，两腿勿重叠
挡板固定	⑧在肩胛骨处、骶尾部、前面耻骨联合处分别用挡板固定	⑧挡板与皮肤不能直接接触，中间用治疗巾隔开，固定牢固，注意会阴部勿受压，保持尿管引流通畅
固定双下肢	⑨用约束带固定	⑨固定位置在膝关节以上
检查体位、整理用物	⑩检查患者四肢是否处于功能位置，是否达到要求，并交代注意事项 ⑪充分暴露手术野 ⑫注意保暖 ⑬整理用物	⑩防止受压 ⑪暴露足够大的消毒范围 ⑫防止受凉 ⑬及时清理多余用物

（4）脑科侧卧位考核评价见表3-16。

表3-16 脑科侧卧位考核评价表

项目	项目分类	扣分细则	扣分
评估 （10分）	患者（8分）	未关注患者年龄、病情、心理、对手术体位的认知	各-2
	麻醉状态（2分）	未了解麻醉方式或麻醉未完成即开始操作	-2
准备 （20分）	操作者（4分）	衣装不整、未戴口罩	各-2
	核对（5分）	未核对 漏核对一项	-5 各-1
	解释（2分）	未解释操作目的	-2
	环境（4分）	室温过低或过高 湿度不宜	-2 -2
	用物（5分）	少一件	各-1
操作过程 （50分）	再次核对患者信息及用物（10分）	未核对 物品放置不合理 用物不齐全	-5 -3 -2
	协助患者向健侧侧卧90°，于腋窝处放置腋垫（15分）	位置不符合要求 搬动患者欠妥 未保护输液管等导致管道脱落 腋窝受压	-4 -4 -3 -4
	头置于脑科头架上（5分）	位置不符合要求 未保护耳郭	-3 -2
	放置挡板（10分）	挡板放置不符合要求 挡板固定不牢固 未用治疗巾保护皮肤	-4 -3 -3
	固定双上肢（5分）	未固定或固定不牢	-5
	固定双下肢，双腿之间放置大枕（5分）	未在膝盖以上固定 放置大枕位置不符合要求 双腿重叠	-1 -2 -2

（续上表）

项目	项目分类	扣分细则	扣分
整理 （10分）	检查、整理（10分）	患者固定不牢、欠舒适	各-2
		未注意保暖、未保护患者隐私	各-2
		剩余物品未整理	-2
质量 （10分）	整体（10分）	态度生硬、不关心患者	各-2
		操作欠熟练、欠条理，动作欠轻巧，体位安置不满意	各-2

2. 肺、食管手术90°侧卧位

（1）适应证：肺叶切除术、食管癌根治术、侧胸壁手术等。

（2）备物：腋垫1个，大枕1个，髂垫2个，大沙袋2个，约束带2条，束臂带2条，上层、下层托手架各1个，床边固定架2个。

肺、食管手术90°侧卧位用物准备见图3-17，体位安置见图3-18。

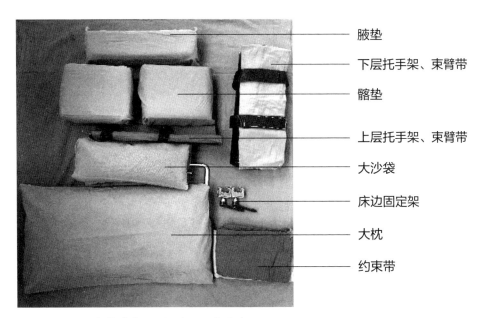

腋垫

下层托手架、束臂带

髂垫

上层托手架、束臂带

大沙袋

床边固定架

大枕

约束带

图3-17　肺、食管手术90°侧卧位用物准备

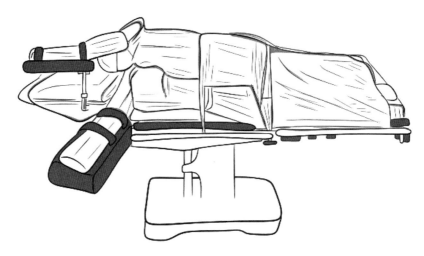

图3-18　肺、食管手术90°侧卧位体位安置

（3）肺、食管手术90°侧卧位操作程序见表3-17。

表3-17　肺、食管手术90°侧卧位操作程序表

项目	步骤	要点及注意事项
移动患者	①移动患者前检查并确认手术体位垫齐全，将用物放于治疗车上后，推至手术床旁，将输液架放于患者的健侧	①再次核对患者信息及用物，移动患者时避免拖、拉，保持床单清洁干燥
	②与患者做好解释	②取得患者合作
	③脱去患者两侧裤腿，协助患者向健侧侧卧90°于手术床上	③静脉通道建立在患者患侧的上肢，保护好输液管，防止滑脱
置腋垫，固定双上肢	④于健侧腋下垫腋垫	④腋垫距腋窝约10 cm，防止臂丛神经损伤
	⑤放置托手架：双手分别放在托手架上并固定	⑤上肢外展不能超过90°
	⑥头下垫大枕，使健侧三角肌群下留有空隙	⑥防止三角肌受压引起挤压综合征，注意眼睛、耳郭勿受压，颈部勿悬空

（续上表）

项目	步骤	要点及注意事项
置沙袋，置髂垫	⑦分别于患者背部和胸部各垫一个沙袋，并于一次性中单下固定 ⑧分别于患者耻骨联合处、骶尾部各放置一个髂垫，并用约束带固定	⑦沙袋固定应牢固 ⑧放置髂垫时注意保护男性外生殖器，勿使其神经受压；注意约束带边缘勿超过髂脊上缘，以免影响消毒范围；保持尿管引流通畅
固定双下肢	⑨大枕放置于双腿之间，并用约束带固定	⑨下腿屈曲，上腿伸直，两腿勿重叠
检查整理	⑩检查患者体位是否舒适，并交代注意事项 ⑪暴露手术消毒部位 ⑫注意保暖 ⑬整理用物	⑩防止受压 ⑪暴露足够大的消毒范围 ⑫防止受凉 ⑬及时清理多余的用物

（4）肺、食管手术90°侧卧位考核评价见表3-18。

表3-18 肺、食管手术90°侧卧位考核评价表

项目	项目分类	扣分细则	扣分
评估（10分）	患者（8分）	未关注患者年龄、病情、心理、对手术体位的认知	各-2
	麻醉状态（2分）	未了解麻醉方式或麻醉未完成即开始操作	-2
准备（20分）	操作者（4分）	衣装不整、未戴口罩	各-2
	核对（5分）	未核对 漏核对一项	-5 各-1
	解释（2分）	未解释操作目的	-2

（续上表）

项目	项目分类	扣分细则	扣分
准备（20分）	环境（4分）	室温过低或过高	-2
		湿度不宜	-2
	用物（5分）	少一件	各-1
操作过程（50分）	再次核对患者信息及用物（10分）	未核对	-5
		物品放置不合理	-3
		用物不齐全	-2
	协助患者向健侧侧卧90°，放置腋垫（15分）	位置不符合要求	-2
		搬动患者欠妥	-2
		未保护输液管等导致管道脱落	-2
		耳郭受压	-3
		眼睛受压	-3
		腋窝受压	-3
	放置沙袋（5分）	位置不符合要求	-2
		卷沙袋方法不规范	-1
		女性患者乳房受压迫	-2
	放置髂垫（10分）	位置不符合要求	-5
		固定不牢固	-3
		影响手术范围	-2
	固定双上肢（5分）	未固定	-2
		外展不符合要求	-3
	固定双下肢，双腿之间放置大枕（5分）	未在膝盖以上固定	-1
		放置大枕位置不符合要求	-2
		双腿重叠	-2
整理（10分）	检查、整理（10分）	患者固定不牢固、欠舒适	各-2
		未注意保暖、未保护患者隐私	各-2
		剩余物品未整理	-2
质量（10分）	整体（10分）	态度生硬、不关心患者	各-2
		操作欠熟练、欠条理，动作欠轻巧，体位安置不满意	各-2

3. 肾、输尿管中上段手术90°侧卧位

（1）适应证：肾癌根治术，肾、输尿管结石取出术等。

（2）备物：髂垫2个，腋垫1个，大枕1个，约束带1条，束臂带2条，上层、下层托手架各1个，长腰垫或充气腰桥1个，床边固定架1个。

肾、输尿管中上段手术90°侧卧位用物准备见图3-19，体位安置见图3-20。

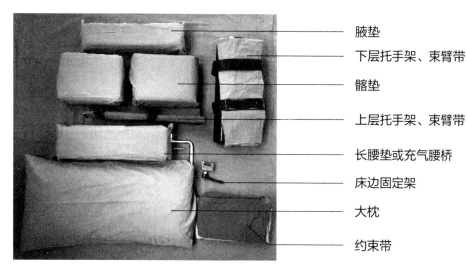

腋垫

下层托手架、束臂带

髂垫

上层托手架、束臂带

长腰垫或充气腰桥

床边固定架

大枕

约束带

图3-19　肾、输尿管中上段手术90°侧卧位用物准备

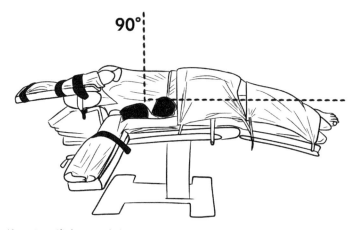

图3-20　肾、输尿管中上段手术90°侧卧位体位安置

（3）肾、输尿管中上段手术90°侧卧位操作程序见表3-19。

表3-19　肾、输尿管中上段手术90°侧卧位操作程序表

项目	步骤	要点及注意事项
移动患者	①移动患者前检查并确认手术体位垫齐全，将用物放于治疗车上后，推至手术床旁，将输液架放于患者的健侧 ②与患者做好解释 ③脱去患者两侧裤腿，协助患者向健侧侧卧90°于手术床上，背侧靠床边缘	①再次核对患者信息及用物，移动患者时避免拖、拉，保持床单清洁干燥 ②取得患者合作 ③静脉通道建立在患者患侧的上肢，保护好输液管，防止滑脱
置枕	④手术部位对准手术床腰桥外，于腰部垫长腰垫 ⑤于健侧腋下垫腋垫 ⑥分别于患者耻骨联合处、骶尾部各放置一个髂垫，并用约束带固定 ⑦放置托手架：双手分别放在上、下托手架上并固定	④腰桥对准患者的髂峰 ⑤腋垫距腋窝约10 cm，防止臂丛神经损伤 ⑥放置髂垫时注意保护男性外生殖器，勿使其神经受压；注意约束带边缘勿超过髂脊上缘，以免影响消毒范围 ⑦保持尿管引流通畅，上肢外展不能超过90°
固定双下肢	⑧两腿之间放置大枕，并用约束带固定 ⑨摇腰桥，调节手术床	⑧上腿屈曲，下腿伸直，两腿勿重叠 ⑨先把床摇至头高足低位30°～35°，再将床头摇低（30°～35°），最后将腰桥摇起来，腰与髂峰在同一水平上，注意腰桥勿压伤患者
检查整理	⑩检查患者体位是否舒适，并交代注意事项 ⑪暴露手术消毒部位 ⑫注意保暖 ⑬整理用物	⑩防止受压 ⑪暴露足够大的消毒范围 ⑫防止受凉 ⑬及时清理多余的用物

（4）肾、输尿管中上段手术90°侧卧位考核评价见表3-20。

表3-20　肾、输尿管中上段手术90°侧卧位考核评价表

项目	项目分类	扣分细则	扣分
评估 （10分）	患者（8分）	未关注患者年龄、病情、心理、对手术体位的认知	各-2
	麻醉状态（2分）	未了解麻醉方式或麻醉未完成即开始操作	-2
准备 （20分）	操作者（4分）	衣装不整、未戴口罩	各-2
	核对（5分）	未核对 漏核对一项	-5 各-1
	解释（2分）	未解释操作目的	-2
	环境（4分）	室温过低或过高 湿度不宜	-2 -2
	用物（5分）	少一件	各-1
操作过程 （50分）	再次核对患者信息及用物（10分）	未核对 物品放置不合理 用物不齐全	-5 -3 -2
	协助患者向健侧侧卧90°（10分）	位置不符合要求 搬动患者欠妥 未保护输液管等导致管道脱落 耳郭受压 眼睛受压	-2 -2 -2 -2 -2
	腰部放置长腰枕，腋窝放置腋垫（10分）	长腰枕放置位置不符合要求 没有对准腰桥 腋窝受压	-3 -3 -4

（续上表）

项目	项目分类	扣分细则	扣分
操作过程 （50分）	放置髂垫（5分）	位置不符合要求	−1
		固定不牢固	−2
		约束带影响消毒范围	−2
	固定双上肢（5分）	未固定	−2
		外展不符合要求	−3
	固定双下肢，双腿之间放置大枕（5分）	未在膝盖以上固定	−1
		未放置大枕	−2
		双腿重叠	−2
	摇腰桥（5分）	对手术床的使用不熟练	−2
		摇床角度不符合要求	−1
		摇床顺序不对	−2
整理 （10分）	检查、整理（10分）	患者固定不牢、欠舒适	各−2
		未注意保暖、未保护患者隐私	各−2
		剩余物品未整理	−2
质量 （10分）	整体（10分）	态度生硬、不关心患者	各−2
		操作欠熟练、欠条理，动作欠轻巧，体位安置不满意	各−2

4. 髋部手术90°侧卧位

（1）适应证：全髋置换术、股骨头置换术、髋臼偏心截骨旋转术等手术。

（2）备物：腋垫1个，上层、下层托手架各1个，耻骨联合挡板、骶尾部挡板、肩胛挡板各1个，大枕1个，床边固定架4个，约束带1条，束臂带2条。

髋部手术90°侧卧位用物准备见图3-21，体位安置见图3-22。

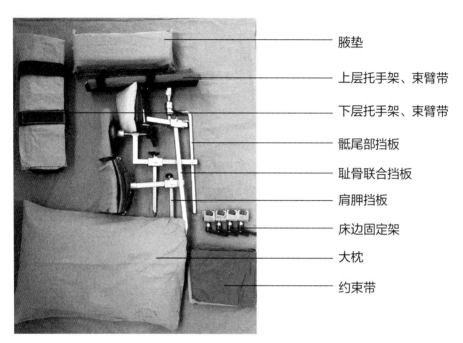

腋垫

上层托手架、束臂带

下层托手架、束臂带

骶尾部挡板

耻骨联合挡板

肩胛挡板

床边固定架

大枕

约束带

图3-21　髋部手术90°侧卧位用物准备

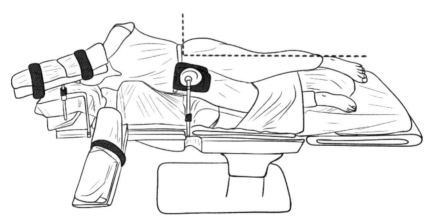

图3-22　髋部手术90°侧卧位体位安置

（3）髋部手术90°侧卧位操作程序见表3-21。

表3-21　髋部手术90°侧卧位操作程序表

项目	步骤	要点及注意事项
移动患者	①移动患者前检查并确认手术体位架齐全，将用物置于治疗车上，放于手术床旁，将输液架放于患者的健侧 ②与患者做好解释 ③脱去患者两侧裤腿，协助患者向健侧侧卧90°于手术床上	①再次核对患者信息及用物，移动患者时避免拖、拉，保持床单清洁干燥 ②取得患者合作 ③静脉通道建立在患侧上肢，保护好输液管，防止滑脱
放置体位架	④于健侧腋下垫腋垫 ⑤分别于患者耻骨联合处、骶尾部放置耻骨联合挡板及骶尾部挡板，肩部予肩胛挡板固定 ⑥两膝间放置大枕，约束带固定健肢膝关节上方 ⑦放置托手架：双手分别放在托手架上并固定	④腋垫距腋窝约10 cm，防止手臂血管、神经受压 ⑤放置耻骨联合挡板时，勿压迫患者膀胱及会阴部，保持尿管通畅，注意保护男性外生殖器 ⑥健肢屈曲，患肢伸直 ⑦上臂托手架不宜过高，应与肩峰平行
检查整理	⑧检查患者体位是否舒适，并交代注意事项 ⑨暴露手术消毒部位 ⑩注意保暖 ⑪整理用物	⑧防止受压 ⑨暴露足够大的消毒范围 ⑩防止受凉 ⑪及时清理多余的用物

（4）髋部手术90°侧卧位考核评价见表3-22。

表3-22　髋部手术90°侧卧位考核评价表

项目	项目分类	扣分细则	扣分
评估 （10分）	患者（8分）	未关注患者年龄、病情、心理、对手术体位的认知	各-2
	麻醉状态（2分）	未了解麻醉方式或麻醉未完成即开始操作	-2
准备 （20分）	操作者（4分）	衣装不整、未戴口罩	各-2
	核对（5分）	未核对 漏核对一项	-5 各-1
	解释（2分）	未解释操作目的	-2
	环境（4分）	室温过低或过高 湿度不宜	-2 -2
	用物（5分）	少一件	各-1
操作过程 （50分）	再次核对患者信息及用物（10分）	未核对 物品放置不合理 用物不齐全	-5 -3 -2
	协助患者向健侧侧卧90°（10分）	位置不符合要求 搬动患者欠妥 未保护输液管等导致管道脱落 眼睛受压 耳郭受压	-2 -2 -3 -3 -3
	放置腋垫（10分）	未放置腋垫 位置不符合要求 腋窝受压	-5 -2 -3
	放置体位架（10分）	位置不符合要求 男性外生殖器受压 挡板固定不牢固	-5 -3 -2
	固定双上肢（5分）	未固定 托手架高度不符合要求	-2 -3

（续上表）

项目	项目分类	扣分细则	扣分
操作过程 （50分）	固定双下肢，双腿间 放置大枕（5分）	未在膝盖以上固定	-1
		未放置大枕	-2
		双腿受压	-2
整理 （10分）	检查、整理（10分）	患者固定不牢、欠舒适	各-2
		未注意保暖、未保护患者隐私	各-2
		剩余物品未整理	-2
质量 （10分）	整体（10分）	态度生硬、不关心患者	各-2
		操作欠熟练、欠条理，动作欠轻 巧，体位安置不满意	各-2

五、侧卧位安置评价

（1）安置手术体位过程中患者无不适，输液管、尿管等管道无滑脱。

（2）安置体位后患者舒适、无压迫感。

（3）能充分暴露手术野，髋部固定牢固。

（4）受压部位皮肤无破损。

六、操作重点提示

（1）应避免上肢肢体受压，避免臂丛神经损伤。

（2）所有手术体位架使用时均用治疗巾包裹，金属不直接与患者皮肤接触，避免电灼伤。

（3）手术结束后过床时，患肢由手术医师托住，防止脱位。

（4）全麻患者麻醉后对眼睛实施保护，避免角膜干燥受损。

七、受压部位

（1）健侧肩峰侧面。

（2）耳郭、肩部。

（3）髂嵴、膝关节外侧、外踝。

八、相关意外和并发症

（1）眼、耳部损伤。

（2）臂丛神经损伤。

（3）肩胛上神经损伤。

（4）颈部损伤。

第三节 ▶ 侧俯卧位

一、目的

（1）在减少患者生理功能影响的前提下，充分暴露手术野，便于手术医师操作，并注意保护患者隐私。

（2）保持患者躯体的正常生理弯曲，维持各肢体、关节生理功能位，使患者舒适，保持呼吸、循环稳定；防止过度牵拉、扭曲，以及神经、血管受压。

（3）注意分散压力，避免骨突处局部受压，保护患者皮肤的完整性。

二、评估

（1）患者的年龄、心理状态及全身皮肤情况。

（2）患者体型及相应的手术体位垫的类型、规格，以及麻醉方式。

（3）患者对疾病、手术体位的认知程度，以及患者的合作程度。

（4）患者疾病状态，躯体、四肢及髋关节活动状况，是否伴相关症状。

三、准备

（1）护士：着装整洁，戴口罩、帽子。

（2）核对：患者姓名、性别、年龄、病区、床号、手术名称、手术部位、血型、禁食情况。

（3）解释：向患者解释操作目的，取得患者的合作。

（4）环境：整洁、安静，室温为22～25 ℃。

（5）用物：根据不同手术体位及患者体型进行准备。

四、分类

1. 45°侧俯卧位

（1）适应证：胸腰段椎体肿瘤切除术、植骨术或人工椎体置换术、胸腰段结核病灶清除术等手术。

（2）备物：腋垫1个，大枕1个，小方垫2个，大沙袋2个，约束带1条，束臂带2条，上层、下层托手架各1个，耻骨联合挡板、骶尾部挡板各1个。

45°侧俯卧位用物准备见图3-23，体位安置见图3-24。

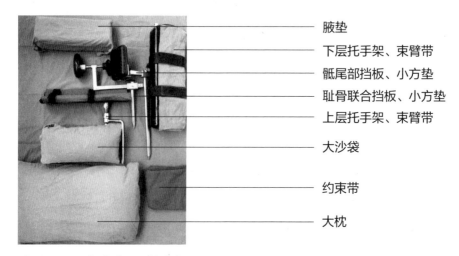

腋垫

下层托手架、束臂带

骶尾部挡板、小方垫

耻骨联合挡板、小方垫

上层托手架、束臂带

大沙袋

约束带

大枕

图3-23　45°侧俯卧位用物准备

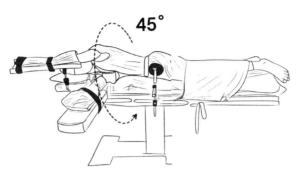

图3-24　45°侧俯卧位体位安置

（3）45°侧俯卧位操作程序见表3-23。

表3-23　45°侧俯卧位操作程序表

项目	步骤	要点及注意事项
移动患者	①移动患者前检查并确认手术体位垫齐全，将用物放于治疗车上后，推至手术床旁，将输液架放于患者的健侧 ②与患者做好解释 ③脱去患者两侧裤腿，协助患者向健侧侧卧45°于手术床上	①再次核对患者信息及用物，移动患者时避免拖、拉，保持床单清洁干燥 ②取得患者合作 ③静脉通道建立在患者患侧的上肢，保护好输液管，防止滑脱
放置体位架	④于健侧腋下垫腋垫 ⑤分别于患者背部、胸部各垫一个大沙袋于中单下固定 ⑥于耻骨联合处、骶尾部各放置一个小方垫并分别用会阴部挡板、骶尾部挡板固定 ⑦两膝间放置大枕，约束带固定健肢膝关节上方 ⑧放置托手架：双手分别放在托手架上并固定	④腋垫距腋窝约10 cm，防止手臂血管、神经受压 ⑤选择合适的沙袋，避免压迫女性乳房 ⑥放置前托时，勿压迫患者膀胱及会阴部，保持尿管通畅，注意保护男性外生殖器 ⑦上腿屈曲，下腿伸直，两腿勿重叠 ⑧上臂托手架不宜过高，应与肩峰平行

（续上表）

项目	步骤	要点及注意事项
检查整理	⑨检查患者体位是否舒适，并交代注意事项 ⑩暴露手术消毒部位 ⑪注意保暖 ⑫整理用物	⑨防止受压 ⑩暴露足够大的消毒范围 ⑪防止受凉 ⑫及时清理多余的用物

（4）45°侧俯卧位考核评价见表3-24。

表3-24　45°侧俯卧位考核评价表

项目	项目分类	扣分细则	扣分
评估 （10分）	患者（8分）	未关注患者年龄、病情、心理、对手术体位的认知	各-2
	麻醉状态（2分）	未了解麻醉方式或麻醉未完成即开始操作	-2
准备 （20分）	操作者（4分）	衣装不整、未戴口罩	各-2
	核对（5分）	未核对 漏核对一项	-5 各-1
	解释（2分）	未解释操作目的	-2
	环境（4分）	室温过低或过高 湿度不宜	-2 -2
	用物（5分）	少一件	各-1
操作过程 （50分）	再次核对患者信息及用物（10分）	未核对 物品放置不合理 用物不齐全	-5 -3 -2

（续上表）

项目	项目分类	扣分细则	扣分
操作过程（50分）	协助患者向健侧侧卧45°，并放置腋垫（15分）	位置不符合要求	-2
		搬动患者欠妥	-2
		未保护输液管等导致管道脱落	-2
		耳郭受压	-3
		眼睛受压	-3
		腋窝受压	-3
	放置沙袋、体位架（15分）	卷沙袋方法不规范	-3
		沙袋放置位置不符合要求	-3
		女性患者乳房受压迫	-3
		体位架位置不符合要求	-3
		挡板固定不牢固	-3
	固定双上肢（5分）	未固定	-3
		托手架高度不符合要求	-2
	固定双下肢，双腿间放置大枕（5分）	未在膝盖以上固定	-3
		未放置大枕	-2
整理（10分）	检查、整理（10分）	患者固定不牢、欠舒适	各-2
		未注意保暖、未保护患者隐私	各-2
		剩余物品未整理	-3
质量（10分）	整体（10分）	态度生硬、不关心患者	各-2
		操作欠熟练、欠条理，动作欠轻巧，体位安置不满意	各-2

2. 60°侧俯卧位

（1）适应证：胸椎和腰椎后外侧入路手术、胸椎骨折伴截瘫前方椎管减压术、胸椎结核肋骨横突切除术、病灶清除术等。

（2）备物：腋垫1个，大枕1个，小方垫2个，大沙袋2个，约束带1条，束臂带2条，上层、下层托手架各1个，耻骨联合挡板、骶尾部挡板各1个。

60°侧俯卧位用物准备见图3-25，体位安置见图3-26。

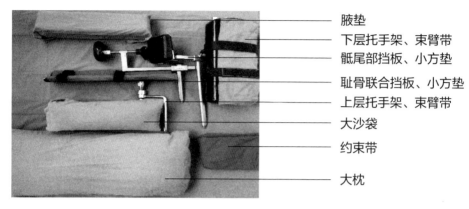

图3-25 60°侧俯卧位用物准备

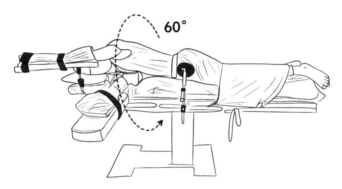

图3-26 60°侧俯卧位体位安置

（3）60°侧俯卧位操作程序见表3-25。

表3-25 60°侧俯卧位操作程序表

项目	步骤	要点及注意事项
移动患者	①移动患者前检查并确认手术体位架齐全，将用物放于治疗车上后，推至手术床旁，将输液架放于患者的健侧	①再次核对患者信息及用物，移动患者时避免拖、拉，保持床单清洁干燥
	②与患者做好解释	②取得患者合作
	③脱去患者两侧裤腿，协助患者向健侧侧卧60°于手术床上	③静脉通道建立在患者患侧的上肢，保护好输液管，防止滑脱

（续上表）

项目	步骤	要点及注意事项
放置体位架	④于健侧腋下垫腋垫	④腋垫距腋窝约10 cm，防止手臂血管、神经受压
	⑤分别于患者背部、胸部各垫一个大沙袋于中单下固定	⑤卷沙袋要卷于胶单下面，避免压迫女性乳房
	⑥于耻骨联合处、骶尾部各放置一个小方垫并分别用会阴部挡板、骶尾部挡板固定	⑥放置前托时，勿压迫患者膀胱及会阴部，保持尿管通畅，注意保护男性外生殖器
	⑦两膝间放置大枕，约束带固定健肢膝关节上方	⑦上腿屈曲，下腿伸直
	⑧放置托手架：双手分别放在托手架上并固定	⑧上臂托手架不宜过高，应与肩峰平行
检查整理	⑨检查患者体位是否舒适，并交代注意事项	⑨防止受压
	⑩检查体位是否达到要求	⑩髋部固定牢固，与手术床成60°
	⑪暴露手术消毒部位，注意保暖	⑪暴露足够大的消毒范围，防止受凉
	⑫整理用物	⑫及时清理多余的用物

（4）60°侧俯卧位考核评价见表3-26。

表3-26　60°侧俯卧位考核评价表

项目	项目分类	扣分细则	扣分
评估（10分）	患者（8分）	未关注患者年龄、病情、心理、对手术体位的认知	各-2
	麻醉状态（2分）	未了解麻醉方式或麻醉未成功	-2
准备（20分）	操作者（4分）	衣装不整、未戴口罩	各-2
	核对（5分）	未核对	-5
		漏核对一项	各-1
	解释（2分）	未解释操作目的	-2

（续上表）

项目	项目分类	扣分细则	扣分
准备 （20分）	环境（4分）	室温过低或过高	-2
		湿度不宜	-2
	用物（5分）	少一件	各-1
操作过程 （50分）	再次核对患者信息及 用物（10分）	未核对	-5
		物品放置不合理	-3
		用物不齐全	-2
	协助患者向健侧侧 卧60°，并放置腋垫 （15分）	位置不符合要求	-3
		未保护输液管等导致管道脱落	-3
		耳郭受压	-3
		眼睛受压	-3
		腋窝受压	-3
	放置沙袋、体位架 （15分）	沙袋放置位置不符合要求	-3
		卷沙袋方法不规范	-3
		体位架位置不符合要求	-3
		固定不牢固	-3
		未保护会阴部	-3
	固定双上肢（5分）	未固定	-3
		托手架高度不符合要求	-2
	固定双下肢，双腿间 放置大枕（5分）	未在膝盖以上固定	-3
		未放置大枕	-2
整理 （10分）	检查、整理（10分）	患者固定不牢、欠舒适	各-2
		未注意保暖、未保护患者隐私	各-2
		剩余物品未整理	-2
质量 （10分）	整体（10分）	态度生硬、不关心患者	各-2
		操作欠熟练、欠条理，动作欠轻 巧，体位安置不满意	各-2

五、侧俯卧位安置评价

（1）安置体位过程中患者无不适，输液管、尿管等管道无滑脱。

（2）安置体位后患者舒适、无压迫感。

（3）能充分暴露手术野，髋部固定牢固。

（4）受压部位皮肤无破损。

六、操作重点提示

（1）应防止健侧眼睛、耳郭及男性患者外生殖器受压；上肢肢体受压，避免臂丛神经损伤；避免固定挡板压迫腹股沟，导致下肢缺血或深静脉血栓的形成。

（2）下肢约束带应避开膝外侧，距离膝关节上方或下方5 cm处，防止损伤腓总神经。

（3）安置侧卧位后，检查患者脊柱是否在一条水平线上、脊柱生理弯曲是否变形、下肢及腋窝处是否悬空。

（4）所有体位架使用时均用治疗巾包裹，金属不直接与患者皮肤接触，避免电灼伤。

（5）手术结束后过床时，患肢由手术医师托住，防止脱位。

七、受压部位

（1）健侧肩峰侧面、耳郭、肩部。

（2）髂嵴、膝关节外侧、外踝。

八、相关意外和并发症

（1）眼、耳部损伤。

（2）臂丛神经损伤。

（3）肩胛上神经损伤。

（4）颈部损伤。

（5）腓总神经损伤。

第四节 ▶ 俯卧位

一、目的

（1）在减少患者生理功能影响的前提下，充分暴露手术野，便于手术医师操作，并注意保护患者隐私。

（2）保持患者躯体的正常生理弯曲，维持各肢体、关节生理功能位，使患者舒适，保持呼吸、循环稳定；防止过度牵拉、扭曲，以及神经、血管受压。

（3）注意分散压力，避免骨突处局部受压，保护患者皮肤的完整性。

二、评估

（1）患者的年龄、病情、心理状态及全身皮肤情况。

（2）患者体型及相应的手术体位垫的类型、规格，以及麻醉方式。

（3）患者对疾病、手术体位的认知程度，以及患者的合作程度。

（4）患者疾病状态，躯体、四肢及髋关节活动状况，是否伴相关症状。

三、准备

（1）护士：着装整洁，戴口罩、帽子。

（2）核对：患者姓名、性别、年龄、病区、床号、手术名称、手术部位、血型、禁食情况。

（3）解释：向患者解释操作目的，取得患者的合作。

（4）环境：整洁、安静，室温为22～25 ℃。

（5）用物：根据不同手术体位及患者体型进行准备。

四、分类

1. 小儿俯卧位

（1）适应证：小儿脑瘫手术，背部手术，腘窝、足跟手术等手术。

（2）备物：U形垫1个、小方垫2个、膝垫1个、大枕1个、约束带1条、绵纸1张、绷带1卷。

小儿俯卧位用物准备见图3-27，体位安置见图3-28。

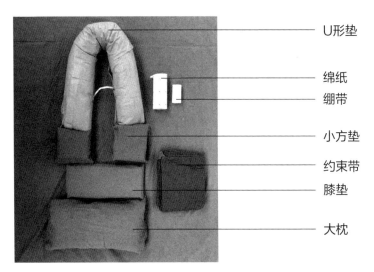

图3-27　小儿俯卧位用物准备

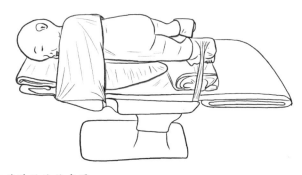

图3-28　小儿俯卧位体位安置

（3）小儿俯卧位操作程序见表3-27。

表3-27 小儿俯卧位操作程序表

项目	步骤	要点及注意事项
置U形垫	①移动患儿前检查并确认手术体位垫齐全，将U形垫置于手术床 ②将患儿翻身成俯卧位，锁骨干正对U形垫的闭合端，头转向一侧	①再次核对患儿信息及用物，根据患儿的体型选择合适的垫子 ②注意保护患儿的眼睛，勿受压
置小方垫	③将小方垫置于患儿头部两侧，双手屈曲放于垫上，并用绵纸、绷带固定	③双上肢必须内收放置，避免外展牵拉损伤臂丛神经
置大枕	④把双膝稍屈，将双下肢放于大枕上，约束带固定患儿下肢	④大枕要合适，以脚趾悬空2 cm为宜
检查整理	⑤检查患儿体位是否舒适 ⑥暴露手术消毒部位 ⑦注意保暖 ⑧整理用物	⑤防止受压 ⑥暴露足够大的消毒范围 ⑦防止受凉 ⑧及时清理多余的用物

（4）小儿俯卧位考核评价见表3-28。

表3-28 小儿俯卧位考核评价表

项目	项目分类	扣分细则	扣分
评估 （10分）	患儿（8分）	未关注患儿年龄、病情、心理、对手术体位的认知	各-2
	麻醉状态（2分）	未了解麻醉方式或麻醉未完成即开始操作	-2
准备 （20分）	操作者（4分）	衣装不整、未戴口罩	各-2
	核对（5分）	未核对 漏核对一项	-5 各-1

（续上表）

项目	项目分类	扣分细则	扣分
准备 （20分）	解释（2分）	未解释操作目的	-2
	环境（4分）	室温过低或过高	-2
		湿度不宜	-2
	用物（5分）	少一件	各-1
操作过程 （50分）	再次核对患者信息及 用物（10分）	未核对	-5
		物品放置不合理	-3
		用物不齐全	-2
	放置U形垫（20分）	位置不符合要求	-2
		放置U形垫方法不正确	-2
		搬动患者欠妥	-3
		未保护输液管等导致管道脱落	-3
		胸腹部未悬空	-5
		转动患者方向错误	-5
	放置小方垫（10分）	未及时放置小方垫	-2
		手外展	-3
		手摆放非功能位	-3
		枕不符合要求	-2
	固定双上肢（5分）	未固定	-3
		固定不牢固	-2
	固定双下肢并垫大枕 （5分）	未在膝盖以上固定	-3
		未放置大枕	-2
整理 （10分）	检查、整理（10分）	患儿固定不牢、欠舒适	各-2
		未注意保暖、未保护患儿隐私	各-2
		剩余物品未整理	-2
质量 （10分）	整体（10分）	态度生硬、不关心患儿	各-2
		操作欠熟练、欠条理，动作欠轻 巧，体位安置不满意	各-2

2. 成人俯卧位

（1）适应证：选择性脊神经后根切断术、背部手术及腘窝囊肿、足跟手术等。

（2）备物：头枕1个、胸垫1个、髂垫2个、大枕1个、约束带2条、膝垫1个。

成人俯卧位用物准备见图3-29，体位安置见图3-30。

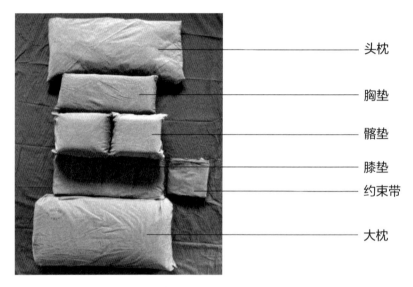

头枕

胸垫

髂垫

膝垫
约束带

大枕

图3-29 成人俯卧位用物准备

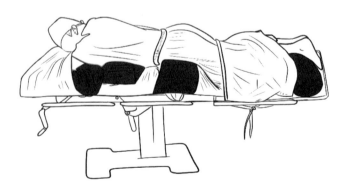

图3-30 成人俯卧位体位安置

（3）成人俯卧位操作程序见表3-29。

表3-29　成人俯卧位操作程序表

项目	步骤	要点及注意事项
移动患者，将患者俯卧于床上	①移动患者前检查并确认手术体位垫齐全，将用物放于治疗车上后，推至手术床旁，将输液架放于手术床头端 ②与患者做好解释 ③脱去患者两侧裤腿，协助患者俯卧于手术床上，头转向一侧	①再次核对患者信息及用物，移动患者时避免拖、拉，保持床单清洁干燥 ②取得患者合作 ③注意"一"字翻身，保护输液管等管路通畅，以防脱落；避免肩关节、肘关节过伸，造成神经损伤
放置体位架	④于胸前平锁骨前缘垫胸垫 ⑤分别于患者双侧髂嵴垫髂垫 ⑥两膝关节处放置膝垫，两小腿处放置大枕，约束带固定于双下肢腘窝处 ⑦双上肢放于患者头部两侧，自然抱住头枕，并用约束带固定	④胸腹部要悬空，防止胸腹部受压，影响呼吸循环；女性患者避免乳房受压 ⑤注意男性患者外生殖器勿受压 ⑥踝关节自然弯曲向下，防止踝关节悬空 ⑦注意手的功能位置
检查整理	⑧检查患者体位是否舒适，并交代注意事项 ⑨暴露手术消毒部位 ⑩注意保暖 ⑪整理用物	⑧防止受压 ⑨暴露足够大的消毒范围 ⑩防止受凉 ⑪及时清理多余的用物

手术体位与铺巾
实用手册

（4）成人俯卧位考核评价见表3-30。

表3-30 成人俯卧位考核评价表

项目	项目分类	扣分细则	扣分
评估 （10分）	患者（8分）	未关注患者年龄、病情、心理、对手术体位的认知	各-2
	麻醉状态（2分）	未了解麻醉方式或麻醉未完成即开始操作	-2
准备 （20分）	操作者（4分）	衣装不整、未戴口罩	各-2
	核对（5分）	未核对 漏核对一项	-5 各-1
	解释（2分）	未解释操作目的	-2
	环境（4分）	室温过低或过高 湿度不宜	-2 -2
	用物（5分）	少一件	各-1
操作过程 （50分）	再次核对患者信息及用物（10分）	未核对 物品放置不合理 用物不齐全	-5 -3 -2
	协助患者俯卧于手术床上（10分）	未"一"字翻身 转动患者方向错误 位置不符合要求 未保护输液管等管道致脱落	-3 -3 -2 -2
	胸部、髂嵴放置对应体位垫（20分）	部位不正确 体位垫放置方法欠妥 高度不符合要求 腹部受压 女性乳房受压或男性生殖器官受压	-4 -4 -4 -4 -4

（续上表）

项目	项目分类	扣分细则	扣分
操作过程（50分）	固定双上肢（5分）	未固定 位置不符合要求 固定松紧度不适宜	-2 -2 -1
	固定双下肢（5分）	未固定 未放置大枕 固定松紧度不适宜	-2 -2 -1
整理（10分）	检查、整理（10分）	患者固定不牢、欠舒适 未注意保暖、未保护患者隐私 剩余物品未整理	各-2 各-2 -2
质量（10分）	整体（10分）	态度生硬、不关心患者 操作欠熟练、欠条理，动作欠轻巧，体位安置不满意	各-2 各-2

3. 三钉头架俯卧位

（1）适应证：颈椎后路双开门椎管扩大成形术、颈椎后路肿瘤切除术、颈椎后路椎弓根钉内固定术等。

（2）备物：胸垫1个、髂垫2个、大枕1个、膝垫2个、约束带1条、MAYFIELD 2000三钉头架1个、棉签1袋、2%碘酊适量、75%乙醇适量、120 cm×10 cm胶布2条、70 cm×5 cm胶布2条、30 cm×12 cm防水薄膜2块。

三钉头架俯卧位用物准备见图3-31，体位安置见图3-32。

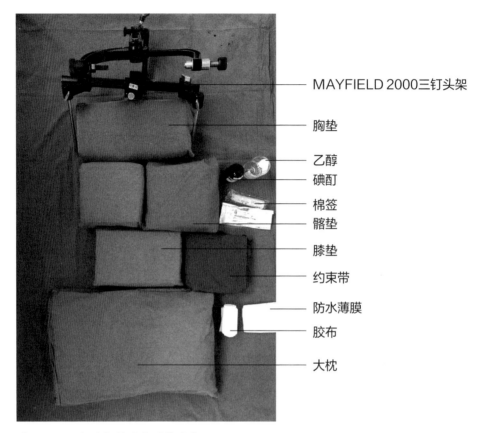

MAYFIELD 2000三钉头架

胸垫

乙醇

碘酊

棉签

髂垫

膝垫

约束带

防水薄膜

胶布

大枕

图3-31 三钉头架俯卧位用物准备

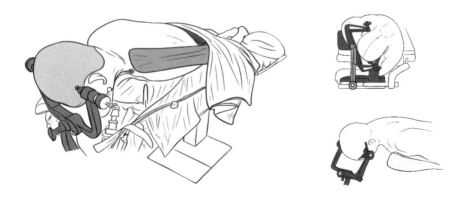

图3-32 三钉头架俯卧位体位安置

（3）三钉头架俯卧位操作程序见表3-31。

表3-31 三钉头架俯卧位操作程序表

项目	步骤	要点及注意事项
轴向翻身	①移动患者前检查并确认手术体位垫齐全，将用物放于手术床旁，按需调整输液架的位置 ②与患者做好解释 ③将三钉头架和底座一起安装在手术床上 ④协助医师消毒上钉部位，将三个钉上好，安装在三钉固定架上 ⑤双上肢紧贴身体两侧，头部、躯干、下肢同时轴向翻转	①再次核对患者信息及用物 ②取得患者合作 ③翻身时注意保护好输液管，防止滑脱 ④严格无菌操作原则，注意调节高度和左右位置 ⑤防止颈椎扭曲
置垫固定	⑥于胸前平锁骨下缘垫胸垫 ⑦分别于患者双侧髂嵴垫髂垫 ⑧两膝关节处放置膝垫，两小腿处放置大枕，约束带固定于双下肢腘窝处 ⑨双上肢垂直放置于身体的两侧，用120 cm×10 cm的胶布固定于大腿两侧，再用70 cm×5 cm的胶布2条横跨固定两侧肘关节和大腿上段 ⑩用防水薄膜覆盖肩关节处的胶布	⑥胸垫正中放置，以免患者偏向一边或不平衡 ⑦注意腹部悬空，对于男性患者防止阴茎、阴囊受压及包皮外翻，对于女性患者防止乳房受压 ⑧足背不能过伸，固定下肢的部位应在膝盖以上 ⑨贴胶布时从肩关节往手掌方向拉紧，以利于充分暴露颈椎手术切口 ⑩保证密封，防止消毒液渗透

（续上表）

项目	步骤	要点及注意事项
检查整理	⑪检查患者体位是否舒适，并交代注意事项 ⑫暴露手术消毒部位 ⑬注意保暖 ⑭整理用物	⑪防止受压 ⑫暴露足够大的消毒范围 ⑬防止受凉 ⑭及时清理多余的用物

（4）三钉头架俯卧位考核评价见表3-32。

表3-32　三钉头架俯卧位考核评价表

项目	项目分类	扣分细则	扣分
评估 （10分）	患者（8分）	未关注患者年龄、病情、心理、对手术体位的认知	各-2
	麻醉状态（2分）	未了解麻醉方式或麻醉未完成即开始操作	-2
准备 （20分）	操作者（4分）	衣装不整、未戴口罩	各-2
	核对（5分）	未核对 漏核对一项	-5 各-1
	解释（2分）	未解释操作目的	-2
	环境（4分）	室温过低或过高 湿度不宜	-2 -2
	用物（5分）	少一件	各-1
操作过程 （50分）	再次核对患者信息及用物（10分）	未核对 物品放置不合理	-5 -5
	安装三钉头架、底座，并轴向翻身（10分）	位置不符合要求 未保护输液管等导致管道脱落	-5 -5
	置枕（20分）	位置不正确 垫枕方法不正确	-4 -4

（续上表）

项目	项目分类	扣分细则	扣分
操作过程 （50分）	置枕（20分）	高度不符合要求	-4
		腹部受压	-4
		男性外生殖器受压/女性乳房受压	-4
	胶布固定双上肢 （5分）	颈椎暴露欠佳	-3
		薄膜未能遮盖	-2
	固定双下肢，双腿置 大枕（5分）	未在膝盖以上固定	-3
		未放置大枕	-2
整理 （10分）	检查、整理（10分）	患者固定不牢、欠舒适	各-2
		未注意保暖	-3
		剩余物品未整理	-3
质量 （10分）	整体（10分）	态度生硬、不关心患者	各-2
		操作欠熟练、欠条理，动作欠轻巧，体位安置不满意	各-2

五、俯卧位安置评价

（1）安置体位过程中患者无不适，输液管、尿管等管道无滑脱。

（2）安置体位后患者舒适、无压迫感。

（3）能充分暴露手术野。

（4）受压部位皮肤无破损。

六、操作重点提示

（1）安置体位时，注意采用轴线翻身法翻动患者，安置后注意检查患者是否处于中立位，避免患者头部过伸或过屈，下颌部支撑应避开唇部，防止舌咬伤。

（2）应避免眶上神经、眶上动脉、眼球、颧骨、鼻、胸腹部、肘部受压，保护男性外生殖器及女性乳房。

（3）术中唤醒体位时，注意患者是否移动、支撑物有无移动。

（4）所有体位架使用时均用治疗巾包裹，金属不直接与患者皮肤接触，避免电灼伤。

七、受压部位

（1）前额、两侧颧骨。

（2）两侧肋骨、肩胛、胸部。

（3）男性外生殖器/女性乳房。

（4）髂前上棘、膝盖、脚趾。

八、相关意外和并发症

（1）尺神经损伤。

（2）循环、呼吸衰竭。

（3）眼部受压致视力改变。

（4）男性阴茎端受压坏死出血。

（5）女性乳房受伤。

（6）术后前胸、腹部肌肉酸痛。

第五节 ▶ 截石位

一、目的

（1）在减少患者生理功能影响的前提下，充分暴露手术野，便于手术医师操作，并注意保护患者隐私。

（2）保持患者躯体的正常生理弯曲，维持各肢体、关节生理功能位，使患者舒适，保持呼吸、循环稳定；防止过度牵拉、扭曲，以及神经、血管受压。

（3）注意分散压力，避免骨突处局部受压，保护患者皮肤的完整性。

二、评估

（1）患者的年龄、病情、心理状态及全身皮肤情况。

（2）患者体型及相应的手术体位垫的类型、规格，以及麻醉方式。

（3）患者对疾病、手术体位的认知程度，以及患者的合作程度。

（4）患者疾病状态，躯体、四肢及髋关节活动状况，是否伴相关症状。

三、准备

（1）护士：着装整洁，戴口罩、帽子。

（2）核对：患者姓名、性别、年龄、病区、床号、住院号、手术名称、手术部位、血型、禁食情况。

（3）解释：向患者解释操作目的，取得患者的合作。

（4）环境：整洁、安静，室温为22～25 ℃。

（5）用物：根据不同手术体位及患者体型进行准备。

四、分类

1. 膀胱截石位

（1）适应证：肛门、会阴、直肠手术等。

（2）备物：配约束带脚架2个、头枕1个、胶袋1个、小方垫1个、托手架1个、治疗巾2块、约束带2条、防水单1张、床边固定架2个。

膀胱截石位用物准备见图3-33，体位安置见图3-34。

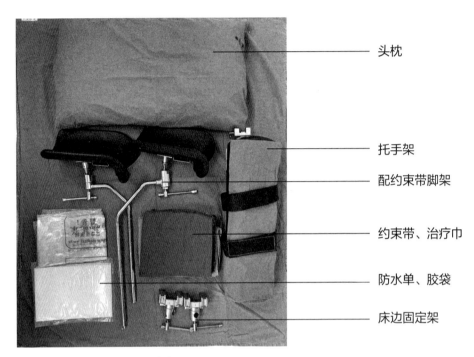

头枕

托手架

配约束带脚架

约束带、治疗巾

防水单、胶袋

床边固定架

图3-33 膀胱截石位用物准备

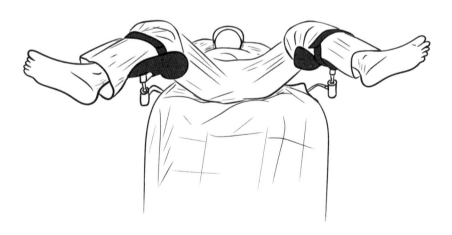

图3-34 膀胱截石位体位安置

（3）膀胱截石位操作程序见表3-33。

表3-33 膀胱截石位操作程序表

项目	步骤	要点及注意事项
移动患者，上脚架	①移动患者前检查并确认手术体位垫齐全，将用物放于手术床旁，按需调整输液架的位置 ②与患者做好解释 ③协助患者移动，臀部平手术床下折部，脱去两侧裤腿 ④上好脚架，两小腿分别放在脚架上并固定	①再次核对患者信息及用物，移动时注意保护好输液管，防止滑脱，保持床单平整 ②取得患者合作 ③移动患者时避免拖、拉，注意保护患者隐私 ④双腿外展不超过90°，避免压迫腓总神经
置小枕，垫胶袋，摇床	⑤臀部垫上小方垫 ⑥垫好胶袋 ⑦放下或拆下床的下折部，根据手术需要再次调整臀部的位置 ⑧固定托手架在床边，外展上肢用治疗巾包好放于托手架上，另一上肢固定在中单下 ⑨摇床至头高脚低5°～15°	⑤垫的大小约30 cm×25 cm×10 cm ⑥胶袋垫入臀部下方2 cm ⑦注意关注双腿的外展情况 ⑧约束带固定上肢时要松紧适宜，注意输液是否通畅 ⑨固定患者后再摇床
检查整理	⑩检查体位是否舒适，并交代注意事项 ⑪暴露手术消毒部位 ⑫注意保暖 ⑬整理用物	⑩防止受压 ⑪暴露足够大的消毒范围 ⑫防止受凉 ⑬及时清理多余的用物

（4）膀胱截石位考核评价见表3-34。

表3-34　膀胱截石位考核评价表

项目	项目分类	扣分细则	扣分
评估 （10分）	患者（8分）	未关注患者年龄、病情、心理、对手术体位的认知	各-2
	麻醉状态（2分）	未了解麻醉方式或麻醉未完成即开始操作	-2
准备 （20分）	操作者（4分）	衣装不整、未戴口罩	各-2
	核对（5分）	未核对 漏核对一项	-5 各-1
	解释（2分）	未解释操作目的	-2
	环境（4分）	室温过低或过高 湿度不宜	-2 -2
	用物（5分）	少一件	各-1
操作过程 （50分）	再次核对患者信息及用物（10分）	未核对 物品放置不合理	-5 -5
	协助患者移动；臀部平手术床下折部（15分）	位置不符合要求 搬动患者方法不正确 未保护输液管等导致管道脱落	-5 -5 -5
	脱去两侧裤腿，上脚架固定双腿（5分）	压迫神经 固定不牢	-3 -2
	置枕，垫胶袋（10分）	部位不符合要求 高度不符合要求 未垫胶袋	-4 -4 -2
	固定双上肢（5分）	未固定	-5
	摇床（5分）	不符合要求	-5
整理 （10分）	检查、整理（10分）	患者固定不牢、欠舒适 未注意保暖、未保护患者隐私 剩余物品未整理	各-2 各-2 -2

（续上表）

项目	项目分类	扣分细则	扣分
质量 （10分）	整体（10分）	态度生硬、不关心患者	各-2
		操作欠熟练、欠条理，动作欠轻巧，体位安置不满意	各-2

2. 小儿截石位（参照成人截石位）

（1）适应证：小儿会阴及肛门手术。

（2）备物：小方垫3个、绵纸1张、绷带1条、胶袋1个。

（3）小儿截石位操作程序见表3-35。

表3-35 小儿截石位操作程序表

项目	步骤	要点及注意事项
移动患儿，稳妥固定双下肢	①移动患儿前检查并确认手术体位垫齐全，将用物放于手术床旁，按需调整输液架的位置 ②协助患儿移动，臀部平手术床下折部，脱去两侧裤腿 ③两小腿分别用绵纸保护，绷带从小腿下部开始缠绕，将小方垫固定在里面 ④小腿和小方垫分别用绷带固定在床边两侧	①再次核对患儿信息及用物 ②移动时注意保护好输液管，防止滑脱，保持床单平整 ③小方垫按患儿体型选择，绷带固定松紧适宜，小方垫不脱位 ④双腿外展不超过90°，避免压迫腓总神经；固定牢固，避免患儿坠床
置枕垫胶袋，摇床	⑤臀部垫上小方垫 ⑥垫好胶袋 ⑦放下或拆下床的下折部，根据手术需要再次调整臀部的位置 ⑧双上肢用绵纸和绷带固定在手术床边	⑤垫的大小按年龄及体型选择 ⑥胶袋垫入臀部下方2 cm ⑦注意双腿的外展情况 ⑧注意输液是否通畅

（续上表）

项目	步骤	要点及注意事项
检查整理	⑨检查体位是否舒适 ⑩暴露手术消毒部位 ⑪注意保暖 ⑫整理用物	⑨防止受压 ⑩暴露足够大的消毒范围 ⑪防止受凉 ⑫及时清理多余的用物

（4）小儿截石位考核评价见表3-36。

表3-36　小儿截石位考核评价表

项目	项目分类	扣分细则	扣分
评估 （10分）	患者（8分）	未关注患者年龄、病情、心理、对手术体位的认知	各-2
	麻醉状态（2分）	未了解麻醉方式或麻醉未完成即开始操作	-2
准备 （20分）	操作者（4分）	衣装不整、未戴口罩	各-2
	核对（5分）	未核对 漏核对一项	-5 各-1
	解释（2分）	未解释操作目的	-2
	环境（4分）	室温过低或过高 湿度不宜	-2 -2
	用物（5分）	少一件	各-1
操作过程 （50分）	再次核对患者信息及用物（10分）	未核对 物品放置不合理 用物不齐全	-5 -3 -2

（续上表）

项目	项目分类	扣分细则	扣分
操作过程（50分）	协助患者移动；臀部平手术床下折部（15分）	位置不符合要求 搬动患者方法不正确 未保护输液管等导致管道脱落	-5 -5 -5
	脱去两侧裤腿，将双腿与小枕一起固定（5分）	压迫神经 固定不牢	-3 -2
	置枕，垫胶袋（10分）	部位不符合要求 高度不符合要求 未垫胶袋	-4 -4 -2
	固定双上肢（5分）	未固定	-5
	按需摇床（5分）	不符合要求	-5
整理（10分）	检查、整理（10分）	患者固定不牢、欠舒适 未注意保暖、未保护患者隐私 剩余物品未整理	各-2 各-2 -2
质量（10分）	整体（10分）	态度生硬、不关心患者 操作欠熟练、欠条理，动作欠轻巧，体位安置不满意	各-2 各-2

3. 腹腔镜截石位

（1）适应证：妇科腹腔镜手术、宫腔镜手术、腹腔镜下直肠或乙状结肠手术等。

（2）备物：脚架2个及对应卡位、肩托2个及对应卡位、胶袋1个、治疗巾4张、头枕1个、约束带2条。

腹腔镜截石位用物准备见图3-35，体位安置见图3-36。

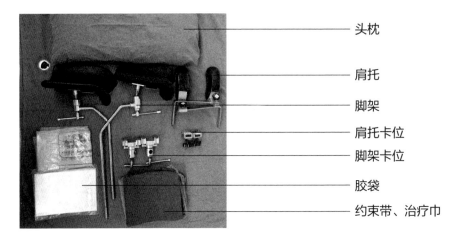

头枕

肩托

脚架

肩托卡位

脚架卡位

胶袋

约束带、治疗巾

图3-35　腹腔镜截石位用物准备

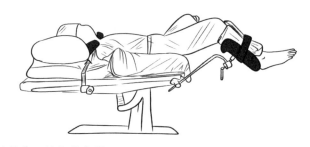

图3-36　腹腔镜截石位体位安置

（3）腹腔镜截石位操作程序见表3-37。

表3-37　腹腔镜截石位操作程序表

项目	步骤	要点及注意事项
移动患者，上脚架	①移动患者前检查并确认手术体位架齐全，将用物放于手术床旁，按需调整输液架的位置 ②与患者做好解释 ③协助患者移动，臀部超过手术床下折部2 cm，脱去两侧裤腿 ④上好脚架，两小腿分别放在脚架上并固定	①再次核对患者信息及用物 ②取得患者合作 ③移动时注意保护好输液管，防止滑脱，保持床单平整 ④双腿外展不超过90°，避免压迫腓总神经；脚架放置最低处

（续上表）

项目	步骤	要点及注意事项
垫胶袋，摇床	⑤垫好胶袋 ⑥放下或拆下床的下折部，根据手术需要再次调整臀部的位置 ⑦双上肢固定在中单下 ⑧安装肩托脚，肩托固定于双肩中点位置	⑤胶袋垫入臀部下方2 cm ⑥注意关注双腿的外展情况 ⑦约束带固定上肢要松紧适宜，注意输液是否通畅 ⑧用治疗巾保护肩部皮肤，避免与金属肩托直接接触
检查整理	⑨检查体位是否舒适 ⑩暴露手术消毒部位 ⑪注意保暖 ⑫整理用物	⑨防止受压 ⑩暴露足够大的消毒范围 ⑪防止受凉 ⑫及时清理多余的用物

（4）腹腔镜截石位考核评价见表3-38。

表3-38 腹腔镜截石位考核评价表

项目	项目分类	扣分细则	扣分
评估（10分）	患者（8分）	未关注患者年龄、病情、心理、对手术体位的认知	各-2
	麻醉状态（2分）	未了解麻醉方式或麻醉未完成即开始操作	-2
准备（20分）	操作者（4分）	衣装不整、未戴口罩	各-2
	核对（5分）	未核对 漏核对一项	-5 各-1
	解释（2分）	未解释操作目的	-2
	环境（4分）	室温过低或过高 湿度不宜	-2 -2
	用物（5分）	少一件	各-1

（续上表）

项目	项目分类	扣分细则	扣分
操作过程（50分）	再次核对患者信息及用物（10分）	未核对	-5
		物品放置不合理	-5
	协助患者移动，臀部平手术床下折部（15分）	位置不符合要求	-4
		搬动患者方法不正确	-4
		臀部未超出床缘	-4
		未保护输液管等导致管道脱落	-3
	脱去两侧裤腿，上脚架固定双腿（5分）	压迫神经	-3
		固定不牢	-2
	再次调整臀部位置，垫胶袋（10分）	位置不符合要求	-5
		调整不到位	-3
		未垫胶袋	-2
	固定双上肢（5分）	未固定	-5
	安装肩托（5分）	不符合要求	-5
整理（10分）	检查、整理（10分）	患者固定不牢、欠舒适	各-2
		未注意保暖、未保护患者隐私	-3
		剩余物品未整理	-3
质量（10分）	整体（10分）	态度生硬、不关心患者	各-2
		操作欠熟练、欠条理，动作欠轻巧，体位安置不满意	各-2

五、截石位安置评价

（1）安置体位过程中患者无不适，输液管、尿管等管道无滑脱。

（2）安置体位后患者舒适、无压迫感。

（3）能充分暴露手术野。

（4）受压部位皮肤无破损。

六、操作重点提示

（1）应避免腘窝受压，避免腓总神经损伤，双下肢外展应不超过90°，大腿前屈的角度应根据手术需要而改变。

（2）需要患者摇床至头低脚高位时应放置肩托，以防患者向头端滑落。

（3）所有体位架使用时均用治疗巾包裹，金属不直接与患者皮肤接触，避免电灼伤。

（4）双上肢必须包裹妥善并放于身体两侧，防止与脚架接触。

（5）全麻患者麻醉后应对眼睛实施保护，防止角膜干燥受损。

七、受压部位

（1）后枕部、肩胛部。

（2）骶尾部、腘窝。

八、相关意外和并发症

（1）腓总神经、腓肠肌损伤。

（2）皮肤软组织损伤。

（3）下肢深静脉血栓。

（4）小腿骨-筋膜室综合征。

（5）坐骨神经损伤。

第六节 ▶ 折刀位

一、目的

（1）在减少患者生理功能影响的前提下，充分暴露手术野，便于手术医师操作，并注意保护患者隐私。

（2）保持患者躯体的正常生理弯曲，维持各肢体、关节生理功能位，防止过度牵拉、扭曲，以及神经、血管受压。

（3）注意分散压力，避免骨突处局部受压，保护患者皮肤的完整性。

（4）使患者舒适，保持呼吸、循环稳定。

二、评估

（1）患者的年龄、心理状态及全身皮肤情况。

（2）患者体型及相应的手术体位垫的类型、规格，以及麻醉方式。

（3）患者对疾病、手术体位的认知程度，以及患者的合作程度。

（4）患者疾病状态，躯体、四肢及髋关节活动状况，是否伴相关症状。

三、准备

（1）护士：着装整洁，戴口罩、帽子。

（2）核对：患者姓名、性别、年龄、病区、床号、手术名称、手术部位、血型、禁食情况。

（3）解释：向患者解释操作目的，取得患者的合作。

（4）环境：整洁、安静，室温为22～25 ℃。

（5）用物：根据不同手术体位及患者体型进行准备。

四、分类

折刀位

（1）适应证：痔疮手术。

（2）备物：胸垫1个、髂垫2个、头枕1个、大枕1个、约束带1条、胶布2条、防水薄膜2张。

折刀位用物准备见图3-37，体位安置见图3-38。

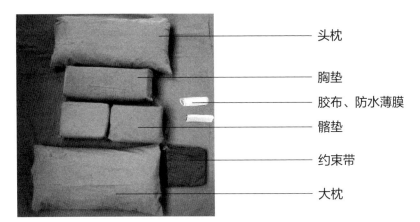

图3-37 折刀位用物准备

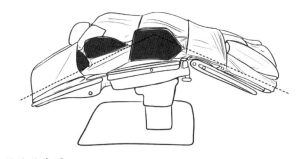

图3-38 折刀位体位安置

（3）折刀位操作程序见表3-39。

表3-39 折刀位操作程序表

项目	步骤	要点及注意事项
协助患者翻身	①移动患者前检查并确认手术体位垫齐全，将用物放于手术床旁，按需调整输液架的位置 ②与患者做好解释 ③协助患者移动，臀部平手术床下折部，脱去两侧裤腿 ④协助患者翻身	①再次核对患者信息及用物 ②取得患者合作 ③保持床单平整 ④翻身时注意保护好输液管，防止滑脱

（续上表）

项目	步骤	要点及注意事项
置枕，摇床，暴露好手术野	⑤胸部垫上胸垫 ⑥两髂棘垫好髂垫 ⑦在足踝关节处横置大枕 ⑧双上肢用中单固定在头两侧，双腿用约束带固定 ⑨将床摇至头低脚高位，再将腿板放低45° ⑩胶布贴在肛门边缘两边，胶布拉开肛门，固定在床边，胶布上各横贴一防水薄膜	⑤胸垫上缘平锁骨线，勿压迫气管 ⑥避免腹部受压，对于男性患者勿压迫阴囊，对于女性患者避免乳房受压 ⑦脚尖勿触到床垫，维持双足的功能位 ⑧固定牢固、安全 ⑨注意输液是否通畅 ⑩暴露肛门，胶布拉开力度适宜，稳固固定在床边
检查整理	⑪检查体位是否舒适 ⑫暴露手术消毒部位 ⑬注意保暖 ⑭整理用物	⑪防止受压 ⑫暴露足够大的消毒范围 ⑬防止受凉 ⑭及时清理多余的用物

（4）折刀位考核评价见表3-40。

表3-40　折刀位考核评价表

项目	项目分类	扣分细则	扣分
评估（10分）	患者（8分）	未关注患者年龄、病情、心理、对手术体位的认知	各-2
	麻醉状态（2分）	未了解麻醉方式或麻醉未完成即开始操作	-2
准备（20分）	操作者（4分）	衣装不整、未戴口罩	各-2
	核对（5分）	未核对	-5
		漏核对一项	各-1

（续上表）

项目	项目分类	扣分细则	扣分
准备（20分）	解释（2分）	未解释操作目的	-2
	环境（4分）	室温过低或过高	-2
		湿度不宜	-2
	用物（5分）	少一件	各-1
操作过程（50分）	再次核对患者信息及用物（10分）	未核对	-5
		物品放置不合理	-5
	协助患者移动至手术床下折部（10分）	位置不符合要求	-4
		搬动患者方法欠妥	-3
		未保护输液管等导致管道脱落	-3
	于胸部垫上胸垫，两髂棘垫上髂垫（15分）	部位不符合要求	-3
		高度不符合要求	-4
		腹部受压	-4
		男性患者外生殖器受压/女性患者乳房受压	-4
	固定双上肢（5分）	未固定或不合标准	-5
	固定双下肢、足踝关节处置枕（5分）	未在膝盖以上固定	-3
		未放置大枕	-2
	胶布固定暴露肛门防水薄膜保护（5分）	肛门暴露欠佳	-3
		防水薄膜未能遮盖或遮盖欠佳	-2
整理（10分）	检查、整理（10分）	患者固定不牢、欠舒适	各-2
		未注意保暖、未保护患者隐私	-3
		剩余物品未整理	-3
质量（10分）	整体（10分）	态度生硬、不关心患者	各-2
		操作欠熟练、欠条理，动作欠轻巧，体位安置不满意	各-2

五、折刀位安置评价

（1）安置体位过程中患者无不适，输液管、尿管等管道无滑脱。

（2）安置体位后患者舒适、无压迫感。

（3）能充分暴露手术野。

（4）受压部位皮肤无破损。

六、操作重点提示

（1）应避免踝部、膝盖受压。

（2）所有体位架、体位枕使用时均用治疗巾包裹，金属不直接与患者皮肤接触，避免电灼伤。

（3）双上肢必须包裹妥善放于头部两侧，避免过分外展。

七、受压部位

（1）胸部。

（2）髂前上棘、膝盖、踝部。

八、相关意外和并发症

（1）呼吸循环障碍。

（2）对于女性患者注意胸部及会阴不受压，对于男性患者注意阴囊部不受压。

第七节 ▶ 手术体位垫的管理

一、手术体位垫的制作

1. 目的

（1）为患者提供舒适手术体位，保持呼吸、循环功能稳定，维持正常生理弯曲和肢体正常生理功能，充分暴露手术野，提高手术效率，缩短手术时间。

（2）根据不同手术部位、手术患者，制作相应的手术体位垫。

（3）使手术体位垫在使用过程中，最大限度地分散患者受压部位的压力，保护患者皮肤完整性，避免发生压疮和神经损伤。

2. 方法

（1）外套：采用薄型、防水、耐磨、透气材料或皮质材料，便于随时清洁，并分别采用不同色系，便于定期更换、管理。

（2）内衬：选择使用软硬适中的高密度海绵，根据不同的手术部位及各部位解剖特点设计图形，设专人负责整体切削制作。用于躯干和肢体的不同承受部位，既起到固定作用又达到减压效果。

3. 规格

（1）长方垫、方垫、斜坡垫、圆枕等各种形状不同、规格不同、厚度不同的体位垫。

（2）分为成人和小儿体位垫，以满足各手术体位及各种体型患者需求。

4. 沙袋的制作

（1）外套：采用高级耐磨人造革面料，便于随时清洁。

（2）内衬：选择细小沙子，根据不同手术部位，用粗缝合编织线分别缝制型号为30.5 cm×15 cm×5 cm、15 cm×12 cm×2.5 cm的沙袋。

二、手术体位垫的日常管理

1. 设立专职工作岗位

（1）按工作岗位要求设立1名专职护士全面管理，包括对体位柜、体位枕的整理、清洁。每月由护士长进行质控。

（2）由该护士负责组织工人对术后体位垫规范消毒，并按规定定位放置。结合临床工作中手术的要求和医师的喜好，制作各种型号（成人、小儿）和体型（肥胖、瘦小）的手术体位垫应用于工作中，并针对个体差异，加减若干薄枕。然后进行包装、缝合、编号，并写上手术用途后归类。

2. 成套组合定位放置，双人核对

（1）按手术体位垫的编号放置于相同号码的柜内，同时附上彩色照片对照并说明其用途，以便查阅。

（2）将各种手术体位垫、体位架组合成套（图3-39至图3-46），根据每个手术间的专科手术特点放置一套固定的手术体位垫在壁柜内，提高工作效率。

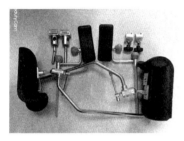

图3-39　截石位工具组合（1）

1房（上层）截石位	
脚架	2个
脚架卡位	2个
肩托	2个
肩托卡位	2个

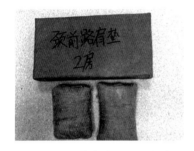

图3-40　颈前路体位工具组合

2房（上层）颈前路体位	
肩垫	1个
小沙袋	2个

图3-41　泌尿侧卧位工具组合

3房（下层左侧）泌尿侧卧位	
腋枕	1个
髂枕	2个
腰垫	1个
大枕	1个
悬空托手架	1个

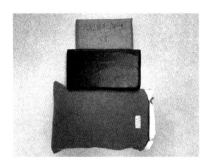

3房（下层右侧）PCNL俯卧位	
PCNL俯卧位垫	1个
PCNL胸垫	1个
大枕	1个

图3-42 经皮肾镜取石术（PCNL）俯卧位工具组合

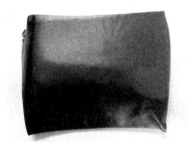

4房（上层）甲状腺垫	
甲状腺垫	1个

图3-43 甲状腺垫

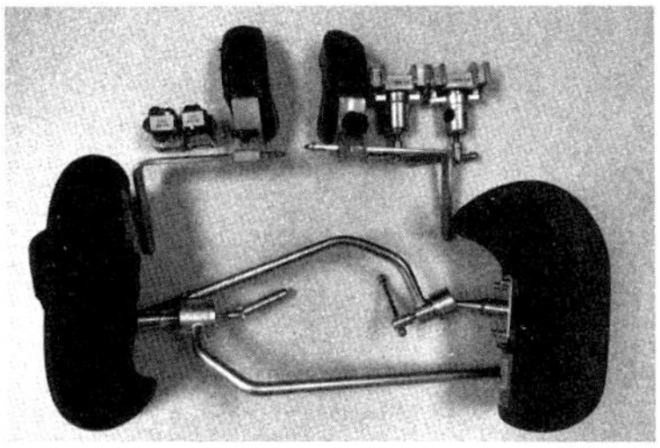

5房（上层）截石位	
脚架	2个
脚架卡位	2个
肩托	2个
肩托卡位	2个

图3-44 截石位工具组合（2）

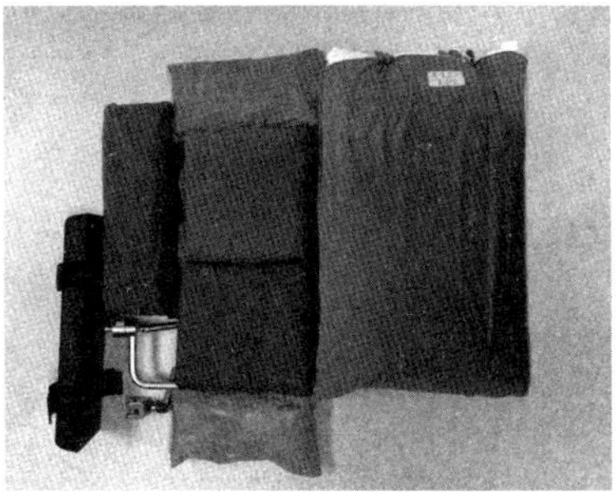

6房（上层）胸科侧卧位	
腋枕	1个
髂枕	2个
沙袋	2个
大枕	1个
悬空托手架	1个
床边固定架	1个

图3-45 胸科侧卧位工具组合

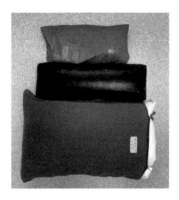

7房（上层）45°侧卧位	
45°侧卧位枕	1个
大沙袋	1个
大枕	1个

图3-46　45°侧卧位工具组合

（3）在管理手术体位垫过程中，可以5S管理法为准则，加强颜色目视管理，做到常清洁、常整理、常整顿、常清扫、常自律。

（4）啫喱垫类手术体位垫放置于专柜（图3-47），设登记本登记使用情况（图3-48）。

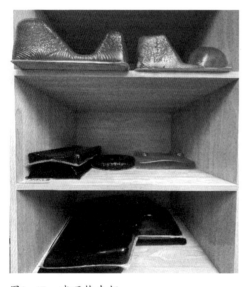

图3-47　啫喱垫专柜

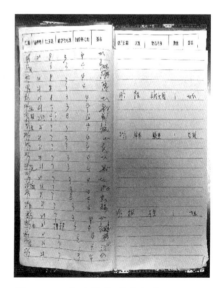

图3-48　啫喱垫使用登记本

（5）手术体位架使用后由巡回护士和器械护士共同核对，确认数量无误后交予仪器班护士，并放回专用柜内。

三、手术体位垫及体位架术后清洁消毒

1. 皮套手术体位垫术后清洁消毒

术后将体位垫外包布拆开并取出，由专人负责清洁，用消毒液擦拭体位垫表面；如遇手术中污染物较多，体位垫被患者血液、体液污染时，将体位垫外包装拆开，取出内部海绵，将海绵置于专用消毒桶内，倒入500 mg/L有效氯溶液浸泡30分钟，然后用肥皂粉洗涤，并用清水充分漂洗，待干后将海绵放入外套内包装，按体位上的编号放置于相同号码的专柜内。

2. 啫喱垫类手术体位垫术后清洁消毒

术后用75%乙醇擦拭消毒，待干后放置于相同号码的专柜内。

3. 手术体位架术后清洁消毒

使用后由巡回与器械护士共同核对，确认数量无误后，用75%乙醇擦拭消毒，待干后放置于专用箱内。

第四章
常见手术铺巾

手术体位与铺巾
实用手册

第一节 ▶ 手术铺巾原则

一、铺巾前器械护士及手术医师准备

铺无菌手术巾由器械护士和手术医师共同完成。

1. 铺巾前器械护士准备

穿无菌手术衣、戴手套。

2. 铺巾前手术医师准备

（1）未穿手术衣、未戴手套，直接铺第1层切口单。

（2）双手臂再次消毒，穿戴好无菌手术衣及手套，方可铺其他层单。

二、铺巾原则

铺无菌巾时，距离切口2～3 cm，切口周围至少4～6层，手术野周边要有2层无菌巾遮盖。

三、铺巾范围

铺巾患者头侧要盖过患者头部和麻醉头架，下端需盖过患者足部，两侧部位应悬垂至床边缘30 cm以上。

四、铺巾方法

（1）手术区域消毒后，一般先铺手术巾再铺中单，最后铺孔巾。

（2）铺巾顺序由手术切口而定，原则上第1层无菌巾是按相对干净到较干净、先远侧后近侧的顺序进行遮盖。

（3）无菌巾一旦放下，不要随意移动，必须移动时，只能由手术野内向手术野外移动，不得由外向内移动。递治疗巾应与医师同侧给，双手应拿住治疗巾的两端。

（4）铺巾医师的手及未戴手套的手不能碰洗手护士已戴手套的手。

（5）前3条治疗巾反折边面向医师，最后1条反折边面向洗手护士，若医师已穿手术衣，则治疗巾铺巾顺序相反。

（6）中单边沿应对准治疗巾的边缘铺，顺序为先下后上。

（7）铺跨台时勿污染手术衣。

（8）铺孔巾时注意保护双手，将手置于孔巾内侧。

（9）若为肋缘下切口，宜在术侧身体下方铺对折中单1块。

第二节 ▶ 手术铺巾分类及程序

一、腹部盆腔手术铺巾程序

1. 适用范围

（1）上腹部：胃、肝、胆、胰腺手术。

（2）下腹部：肠、肾、脾、子宫、输卵管、卵巢手术。

2. 消毒范围

（1）上腹部：上至乳头平线，下至耻骨联合，左右至腋中线。

（2）下腹部：上至剑突，下至大腿上1/3，左右至腋中线。

3. 使用敷料包

腹部包。

4. 铺巾顺序

腹部盆腔手术铺巾顺序见图4-1。

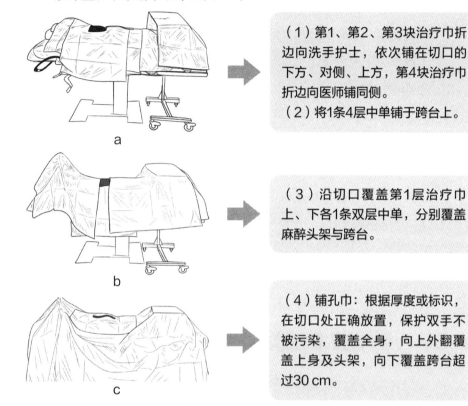

（1）第1、第2、第3块治疗巾折边向洗手护士，依次铺在切口的下方、对侧、上方，第4块治疗巾折边向医师铺同侧。
（2）将1条4层中单铺于跨台上。

（3）沿切口覆盖第1层治疗巾上、下各1条双层中单，分别覆盖麻醉头架与跨台。

（4）铺孔巾：根据厚度或标识，在切口处正确放置，保护双手不被污染，覆盖全身，向上外翻覆盖上身及头架，向下覆盖跨台超过30 cm。

图4-1　腹部盆腔手术铺巾顺序

5. 铺巾要点

（1）上腹部手术时，巡回护士将跨台放置于患者膝以上，以防孔巾铺盖范围不够。

（2）如遇同体位多个手术部位铺巾时，严格按照铺巾原则及方法铺盖手术切口，不得少铺或漏铺。

二、腹部联合会阴部手术铺巾程序

1. 适用范围

（1）直肠、乙状结肠手术。

（2）肛管手术。

2. 消毒范围

（1）会阴部：耻骨联合，肛门周围及臀、大腿上1/3内侧。

（2）腹部：上至剑突，下至耻骨联合，左、右至腋中线。

3. 使用敷料包

截石包、中单4张、治疗巾4块。

4. 铺巾顺序

腹部联合会阴部手术铺巾顺序见图4-2。

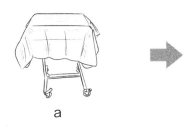

a

（1）洗手护士与巡回护士共同铺好会阴台。

（2）4层中单包裹会阴台。

（3）两边各盖一条双层中单。

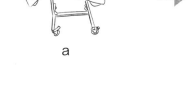

b

（4）臀下垫双层中单，两腿套上裤腿。

（5）两侧腹股沟处放置治疗巾。

（6）耻骨联合处铺上长条治疗巾（三八线）。

（7）1块治疗巾竖盖于患者会阴部，上至耻骨，下塞在患者臀下（遮羞布），并用2把布巾钳固定。

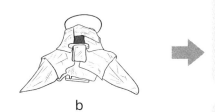

c

（8）腹部依次在对侧、上方、同侧铺3块治疗巾。

（9）由巡回护士协助，把铺好的会阴台推至会阴部。

（10）沿腹部切口上、下各铺一条双层中单（下层中单置于会阴台上，不下垂）。

（11）铺孔巾：铺巾方法与腹部盆腔手术一样，但下端要反折放在会阴台上，不下垂，遮盖双下肢。

图4-2 腹部联合会阴部手术铺巾顺序

5. 铺巾要点

（1）铺会阴台时保证台面层数为4层以上，并且下垂范围在30 cm以上，不接触地面。

（2）套裤腿时注意患者的体型，医师保护自己的双手，以免污染。

（3）孔巾下缘应反折放于会阴台上。

（4）巡回护士协助放置会阴台时，注意无菌操作，以免污染。

（5）由于腹部联合会阴部手术铺巾方法较复杂，洗手护士要熟悉铺巾流程，避免污染。

三、甲状腺手术铺巾程序

1. 适用范围

（1）喉、颈部手术。

（2）甲状腺手术。

2. 消毒范围

上至下唇，下至乳头平线，两侧至斜方肌前缘。

3. 使用敷料包

腹部包。

4. 铺巾顺序

甲状腺手术铺巾顺序见图4-3。

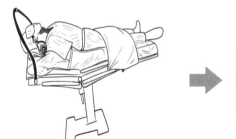

（1）将2块血垫揉成团递给医师填塞于颈部两侧（此血垫参与术中清点数目）。

a

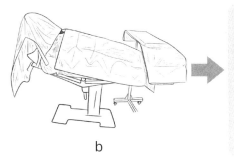

（2）第1、第2、第3块治疗巾折边向洗手护士，依次铺在切口的上方、对侧、下方，第4块治疗巾折边向医师铺同侧。

（3）将1条4层中单铺于跨台上。

（4）沿切口覆盖第1层治疗巾上、下各铺1条双层中单，分别覆盖麻醉头架与跨台。

b

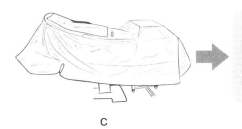

（5）铺孔巾：根据厚度或标识，在切口处正确放置，保护双手不被污染，覆盖全身，向上外翻覆盖上身及头架，向下覆盖跨台超过30 cm。

c

图4-3 甲状腺手术铺巾顺序

5. 铺巾要点

（1）若行颈部手术，消毒前一定要检查头发是否有外露。

（2）洗手护士传递揉成团的血垫时平面朝向医师。

（3）血垫揉成团后塞于颈部两侧时不能留有空隙，以免污染切口。

（4）巡回护士提前将跨台放置于患者膝上，以防手术孔巾铺盖范围不够。

四、乳腺癌根治术铺巾程序

1. 适用范围

乳腺癌手术。

2. 消毒范围

上至下颌，下平脐，健侧至腋前线，患侧上至斜方肌前缘、前臂上1/3，患侧腋窝至腋后线。

3. 使用敷料包

四肢包、中单1张、绷带。

4. 铺巾顺序

乳腺癌根治术铺巾顺序见图4-4。

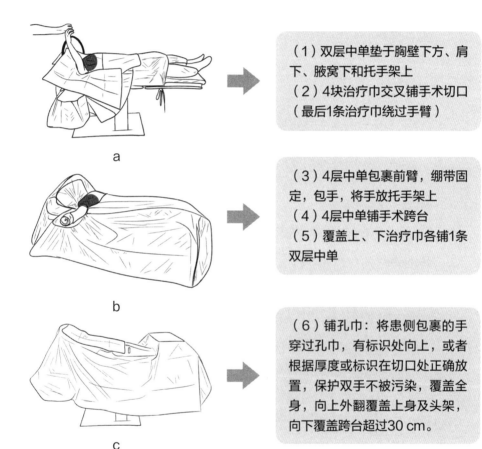

（1）双层中单垫于胸壁下方、肩下、腋窝下和托手架上
（2）4块治疗巾交叉铺手术切口（最后1条治疗巾绕过手臂）

a

（3）4层中单包裹前臂，绷带固定，包手，将手放托手架上
（4）4层中单铺手术跨台
（5）覆盖上、下治疗巾各铺1条双层中单

b

（6）铺孔巾：将患侧包裹的手穿过孔巾，有标识处向上，或者根据厚度或标识在切口处正确放置，保护双手不被污染，覆盖全身，向上外翻覆盖上身及头架，向下覆盖跨台超过30 cm。

c

图4-4 乳腺癌根治术铺巾顺序

5. 铺巾要点

（1）术前准备好固定在床边的托手架，防止术中患侧手固定不牢靠。

（2）患侧治疗巾应铺在上手臂下方，以免遮挡手术切口。

（3）铺治疗巾时注意需要暴露腋窝部位。

（4）患侧包手时，协助托手者应轻放，并用4层单、无菌绷带包裹，松紧度以能容纳1指为宜，不宜过紧，以免影响患者血运，也不宜过松，以免术中松脱导致污染。

五、胸科手术（侧卧位）铺巾程序

1. 适用范围

肺、食管中上段手术，支气管等部位的手术。

2. 消毒范围

前、后过中线，上至锁骨及上臂1/3处，下过肋缘。

3. 使用敷料包

四肢包、中单2张。

4. 铺巾顺序

胸科手术（侧卧位）铺巾顺序见图4-5。

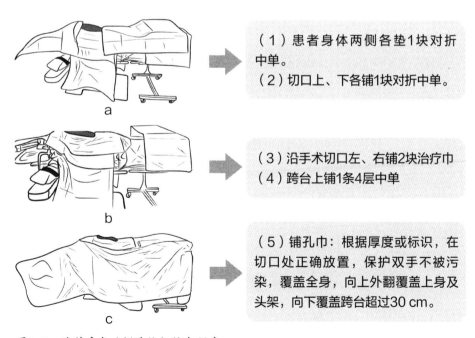

a

（1）患者身体两侧各垫1块对折中单。
（2）切口上、下各铺1块对折中单。

b

（3）沿手术切口左、右铺2块治疗巾
（4）跨台上铺1条4层中单

c

（5）铺孔巾：根据厚度或标识，在切口处正确放置，保护双手不被污染，覆盖全身，向上外翻覆盖上身及头架，向下覆盖跨台超过30 cm。

图4-5　胸科手术（侧卧位）铺巾顺序

5. 铺巾要点

（1）治疗巾暴露的范围应足够大。

（2）垫中单时应将医师的手包于中单内面，并将中单压实，勿悬空，防掉落。

（3）注意中单齐边要对着手术切口。

（4）巡回护士提前将跨台放置于患者膝上，以防手术孔巾铺盖范围不够。

六、肾手术（侧卧位）铺巾程序

1. 适用范围

肾脏手术、输尿管中上段取石术。

2. 消毒范围

上至腋窝，下至腹股沟，前后过腋中线。

3. 使用敷料包

腹部包、中单2张。

4. 铺巾顺序

肾手术（侧卧位）铺巾顺序见图4-6。

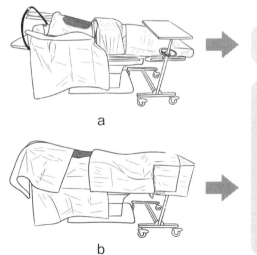

（1）切口左、右各垫1块对折中单。

（2）第1、第2、第3块治疗巾折边向洗手护士，依次铺在切口的上方、对侧、下方，第4块治疗巾折边向医师铺同侧。

（3）将1条4层中单铺于跨台上。

（4）沿切口覆盖第1层治疗巾上、下各铺1条双层中单，分别覆盖麻醉头架与跨台。

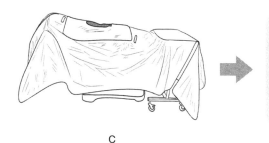

（5）铺孔巾：根据厚度或标识，在切口处正确放置，保护双手不被污染，覆盖全身，向上外翻覆盖上身及头架，向下覆盖跨台超过30 cm。

c

图4-6 肾手术（侧卧位）铺巾顺序

5. 铺巾要点

（1）切口巾暴露的范围应够大。

（2）垫中单时应将医师的手包在中单内面，要将中单压实，勿悬空，防掉落。

（3）注意中单齐边要对着手术切口。

（4）巡回护士将跨台放置于患者膝以上，以防手术孔巾铺盖范围不够。

七、膀胱镜手术铺巾程序

1. 适用范围

各种泌尿内镜术。

2. 消毒范围

耻骨联合、肛门周围及臀、大腿上1/3内侧。

3. 使用敷料包

膀胱包。

4. 铺巾顺序

膀胱镜手术铺巾顺序见图4-7。

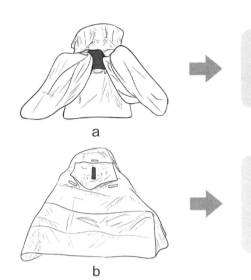

（1）臀下垫一条双层中单。

（2）双腿分别套上裤腿。

（3）耻骨联合向上铺一条双层中单。

（4）铺孔巾：根据厚度或标识，在切口处正确放置，保护双手不被污染，覆盖全身，向上外翻覆盖上身及头架，向下覆盖超过30 cm。

图4-7　膀胱镜手术铺巾顺序

5. 铺巾要点

（1）臀下垫中单时，患者如无法抬臀，巡回护士应协助患者抬臀，以方便手术医师铺巾。

（2）套裤腿时提醒医师保护双手。

八、妇科腹腔镜手术（截石位）铺巾程序

1. 适用范围

妇科腹腔镜术。

2. 消毒范围

（1）会阴部：耻骨联合、肛门周围及臀、大腿上1/3内侧。

（2）腹部：上至剑突，下至耻骨联合，左右至腋中线。

3. 使用敷料包

截石包。

4. 铺巾顺序

妇科腹腔镜手术（截石位）铺巾顺序见图4-8。

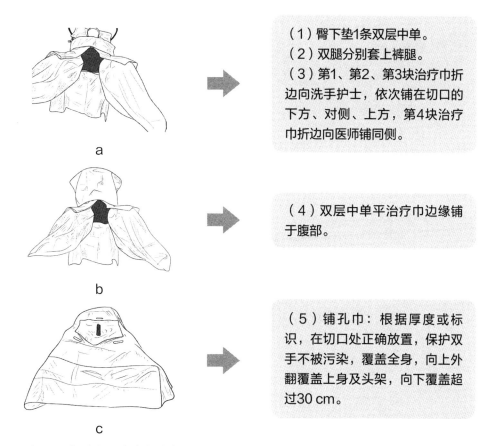

（1）臀下垫1条双层中单。
（2）双腿分别套上裤腿。
（3）第1、第2、第3块治疗巾折边向洗手护士，依次铺在切口的下方、对侧、上方，第4块治疗巾折边向医师铺同侧。

（4）双层中单平治疗巾边缘铺于腹部。

（5）铺孔巾：根据厚度或标识，在切口处正确放置，保护双手不被污染，覆盖全身，向上外翻覆盖上身及头架，向下覆盖超过30 cm。

图4-8　妇科腹腔镜手术（截石位）铺巾顺序

5. 铺巾要点

（1）臀下垫中单时，患者如无法抬臀，巡回护士应协助患者抬臀，方便手术医师铺巾。

（2）套裤腿时提醒医师保护双手。

（3）注意器械车勿靠近升高的腿部。

九、人字位腹腔镜手术铺巾程序

1. 适用范围

（1）腹腔镜下胃、左/右半结肠手术。

（2）肝、胰腺、胸腺手术。

2. 消毒范围

（1）上腹部手术：上至剑突，下至耻骨联合，两侧至腋中线。

（2）胸腺手术：上至锁骨，下至耻骨联合，两侧至腋中线。

3. 使用敷料包

截石包、中单2张。

4. 铺巾顺序

人字位腹腔镜手术铺巾顺序见图4-9。

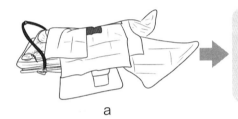

（1）双腿分别套上裤腿。
（2）第1、第2、第3块治疗巾折边向洗手护士，依次铺在切口的下方、对侧、上方，第4块治疗巾折边向医师铺同侧。

a

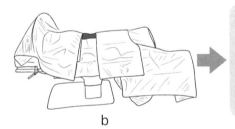

（3）双腿上沿腹股沟各铺1条双层中单。
（4）1条4层中单平下方治疗巾边缘铺于下腹部。
（5）1条双层中单平上方治疗巾边缘铺于上腹部。

b

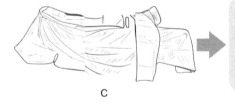

（6）铺孔巾：根据厚度或标识，在切口处正确放置，保护双手不被污染，覆盖全身，向上外翻覆盖上身及头架，下端要反折放在双腿上，不下垂，遮盖双下肢。

c

图4-9　人字位腹腔镜手术铺巾顺序

5. 铺巾要点

（1）套裤腿时提醒医师保护双手。

（2）铺于下腹部的4层中单不下垂，便于手术医师操作。

（3）最后铺上的孔巾反折不下垂。

十、脑科手术铺巾程序

1. 适用范围

额、颞部手术。

2. 消毒范围

根据不同的手术体位消毒相应的范围。

3. 使用敷料包

头颅包、中单2张、45 cm×45 cm手术无菌薄膜1张。

4. 铺巾顺序

脑科手术铺巾顺序见图4-10。

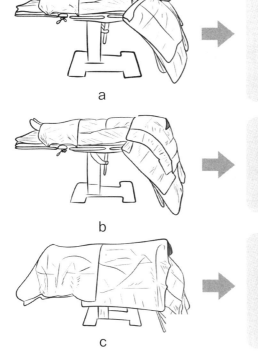

（1）4层中单垫于患者头、颈部下方。
（2）1条纱条盖住患者的双眼。
（3）手术部位先贴上第1层45 cm×45 cm的手术无菌薄膜。

（4）第1、第2、第3块治疗巾折边向洗手护士，依次铺在切口的上方及左、右两侧，第4块治疗巾折边向医师铺下方。

（5）2条双层中单分别沿患者近侧腋前线铺在患者胸腹部、下肢脚部，下垂30 cm范围。
（6）沿治疗巾切口边缘上、下各铺1条双层中单。

a

b

c

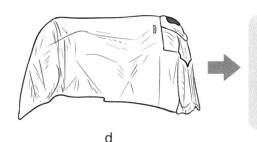

（7）铺孔巾：根据厚度或标识，在切口处正确放置，保护双手不被污染，覆盖全身，向上外翻覆盖头部，向下覆盖超过30 cm，贴上第2层脑科薄膜。

d

图4-10　脑科手术铺巾顺序

5. 铺巾要点

（1）头、颈部下方垫4层中单时，由巡回护士戴无菌手套协助抬起患者的头部。

（2）贴第1层手术无菌薄膜前，眼睛要先遮盖1条纱条，以免撕薄膜时损坏眼睛及其周围皮肤。

（3）脑科薄膜尾端放于脑科盆内。

十一、颈椎手术+髂骨取骨术铺巾程序

1. 适用范围

颈椎手术和髂骨取骨术。

2. 消毒范围

上至下颌，下至乳头平线，两侧至斜方肌前缘。

3. 使用敷料包

腹部包、中单2张、治疗巾4块。

4. 铺巾顺序

颈椎手术+髂骨取骨术铺巾顺序见图4-11。

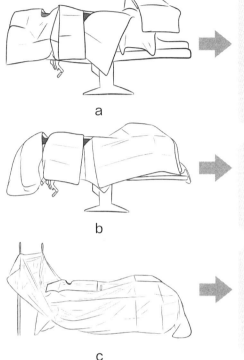

（1）第1、第2、第3块治疗巾折边向洗手护士，依次铺在切口的上方、对侧、下方，第4块治疗巾折边向医师铺同侧。
（2）4条治疗巾铺于髂骨上切口。
（3）1条4层中单铺于跨台上面。

（4）1条双层中单铺于颈部切口上缘。
（5）1条4层中单沿治疗巾边缘横盖于两个切口之间。
（6）另1条双层中单铺于髂骨切口下缘。

（7）铺孔巾：根据厚度或标识，在切口处正确放置，保护双手不被污染，覆盖全身，向上外翻覆盖上身并固定于两侧输液架上，向下覆盖超过30 cm。

图4-11 颈椎手术+髂骨取骨术铺巾顺序

5. 铺巾要点

（1）消毒前要检查头发是否外露。

（2）孔巾不够时应加盖中单，不能随意移动无菌单，必须移动时，只能由内向外移动，不得由外向内移动。

（3）孔巾上缘应固定于两侧输液架上，便于手术医师操作。

（4）髂骨取骨术部位铺巾时，严格按照铺巾原则及方法铺盖手术切口，不得少铺或漏铺。

十二、上肢手术铺巾程序

1. 适用范围

所有上肢手术。

2. 消毒范围

周圈消毒，上、下各超过1个关节。

3. 使用敷料包

四肢包。

4. 铺巾顺序

上肢手术铺巾顺序见图4-12。

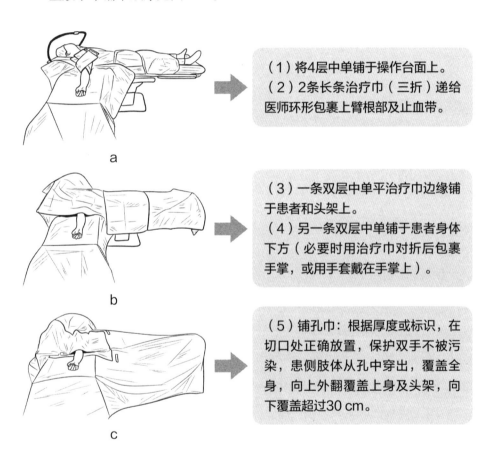

（1）将4层中单铺于操作台面上。
（2）2条长条治疗巾（三折）递给医师环形包裹上臂根部及止血带。

a

（3）一条双层中单平治疗巾边缘铺于患者和头架上。
（4）另一条双层中单铺于患者身体下方（必要时用治疗巾对折后包裹手掌，或用手套戴在手掌上）。

b

（5）铺孔巾：根据厚度或标识，在切口处正确放置，保护双手不被污染，患侧肢体从孔中穿出，覆盖全身，向上外翻覆盖上身及头架，向下覆盖超过30 cm。

c

图4-12　上肢手术铺巾顺序

5. 铺巾要点

（1）铺4层中单时操作台应与手术床靠近，尽量塞在患者手臂下，手术衣勿碰操作台。

（2）长条治疗巾围紧上臂根部及止血带，勿将止血带外露。

（3）如孔巾的孔太大，应将两边收紧后固定。

十三、下肢手术铺巾程序

1. 适用范围

胫骨、跟骨、脚趾、膝部、股骨下缘的手术。

2. 消毒范围

周圈消毒，上、下各超过1个关节。

3. 使用敷料包

四肢包。

4. 铺巾顺序

下肢手术铺巾顺序见图4-13。

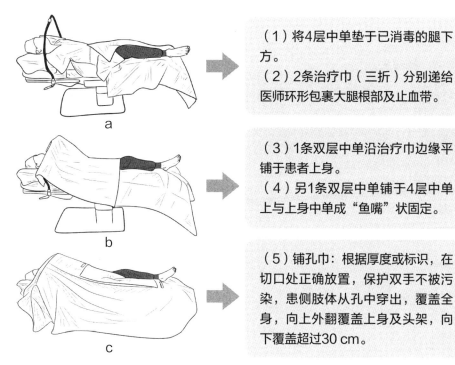

（1）将4层中单垫于已消毒的腿下方。

（2）2条治疗巾（三折）分别递给医师环形包裹大腿根部及止血带。

（3）1条双层中单沿治疗巾边缘平铺于患者上身。

（4）另1条双层中单铺于4层中单上与上身中单成"鱼嘴"状固定。

（5）铺孔巾：根据厚度或标识，在切口处正确放置，保护双手不被污染，患侧肢体从孔中穿出，覆盖全身，向上外翻覆盖上身及头架，向下覆盖超过30 cm。

图4-13 下肢手术铺巾顺序

5. 铺巾要点

（1）长条治疗巾裹紧大腿根部及止血带，勿将止血带外露。

（2）如4层中单长度不够应马上加盖中单，不能随意移动无菌单，必须移动时，只能由内向外移动，不得由外向内移动。

（3）包脚时应用4层中单、无菌绷带包裹，松紧度以容纳1指为宜，避免过紧影响患者患肢血液循环，避免过松脱落导致手术野污染。

十四、全髋手术铺巾程序

1. 适用范围

髋关节置换术、股骨头手术、股骨颈手术、股骨交锁钉内固定或取出术。

2. 消毒范围

前后过正中线，上至剑突，下过膝关节周围。

3. 使用敷料包

全髋包。

4. 铺巾顺序

全髋手术铺巾顺序见图4-14。

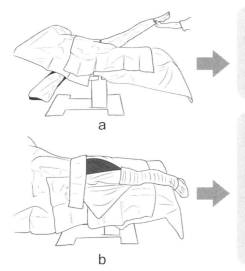

a

b

（1）将双夹单垫于已消毒的腿下方。
（2）平耻骨联合处铺1条双层中单。
（3）将U形单铺于大腿下，紧贴大腿上端，用2把直钳固定U形单的两侧。

（4）用1/3中单包裹小腿。
（5）将1/3处折叠的中单置于大腿下，前与腹股沟紧贴，后与骶尾部紧贴，用上述2把直钳固定。长边一端用来包脚，将末端向上反折，两侧向内折成三角形，两边向内收紧，用绷带包裹。

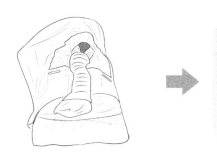

（6）铺孔巾：根据厚度或标识，在切口处正确放置，保护双手不被污染，患侧肢体从孔中穿出，覆盖全身，向上外翻覆盖上身及头架，向下覆盖超过30 cm。

c

图4-14 全髋手术铺巾顺序

5. 铺巾要点

（1）铺巾过程中手术医师需要戴无菌手套，严格遵循无菌原则。

（2）如4层中单不够长应加盖中单，不能随意移动无菌单，必须移动时只能由内向外移动，不得由外向内移动。

（3）铺中单时勿碰到床边缘，避免污染。

（4）U形单尽量向上围紧大腿，勿下垂于床边。

（5）选择足够大的手术薄膜。

（6）如托手架无菌单未遮盖住，应加盖中单。

第三节 ▶ 各类常见手术铺巾规格

一、一次性腹部手术切口铺巾包

一次性腹部手术切口铺巾包规格见表4-1。

表4-1　一次性腹部手术切口铺巾包规格

名称	规格	数量
塑料袋（垃圾袋）	26 cm × 35 cm	2
洞巾	340 cm × 220 cm 吸液层65 cm × 34 cm 开洞5 cm × 34 cm	1
手术铺巾	100 cm × 230 cm	3
	60 cm × 100 cm	1
手术巾	60 cm × 80 cm	6
包布	130 cm × 130 cm	1

二、一次性截石位手术铺巾包

一次性截石位手术铺巾包规格见表4-2。

表4-2　一次性截石位手术铺巾包规格

名称	规格	数量
塑料袋（垃圾袋）	26 cm × 35 cm	1
洞巾	340 cm × 220 cm 吸液层65 cm × 84 cm 开洞5 cm × 34 cm	1
手术铺巾	100 cm × 230 cm	3
手术巾	74 cm × 60 cm	4
	125 cm × 95 cm	2
包布	130 cm × 130 cm	1
	180 cm × 220 cm	1

三、一次性膀胱手术铺巾包

一次性膀胱手术铺巾包规格见表4-3。

表4-3　一次性膀胱手术铺巾包规格

名称	规格	数量
塑料袋	26 cm×35 cm	2
无纺布腿套	125 cm×95 cm	2
洞巾	120 cm×140 cm 吸液层65 cm×84 cm 开洞5 cm×34 cm	1
无纺布中单	100 cm×230 cm	3
无纺布治疗巾	60 cm×80 cm	4
包布	130 cm×130 cm	1
	180 cm×220 cm	1
圆纱布球	20型6号开料29 cm×35 cm	2
外科纱布辅料	纱布球6 cm×8 cm	5
纱条	4 cm×6 cm	3
弯盘	19.8 cm×12.1 cm×2.2 cm	2
药杯	100 mL	4
PP量碗	500 mL	2

四、一次性四肢手术铺巾包

一次性四肢手术铺巾包规格见表4-4。

表4-4　一次性四肢手术铺巾包规格

名称	规格	数量
塑料袋（垃圾袋）	26 cm×35 cm	2
洞巾	340 cm×220 cm 吸液层65 cm×84 cm 开洞5 cm×34 cm	1
手术铺巾	60 cm×100 cm	3
	120 cm×140 cm	4
	100 cm×230 cm	1

（续上表）

名称	规格	数量
手术巾	60 cm×80 cm	1
	125 cm×95 cm	2
医用绷带	8 cm×6 cm	2
包布	130 cm×130 cm	1

五、一次性全髋手术铺巾包

一次性全髋手术铺巾包规格见表4-5。

表4-5　一次性全髋手术铺巾包规格

名称	规格	数量
塑料袋（垃圾袋）	26 cm×35 cm	2
切边纱布绷带	8 cm×6 cm	2
无纺布X巾	132 cm×120 cm	1
洞巾	320 cm×220 cm 吸液层65 cm×84 cm 开洞5 cm×34 cm	1
无纺布中单	100 cm×230 cm	4
无纺布治疗巾	60 cm×80 cm	4
无纺布4层单	120 cm×140 cm	1
外包布	130 cm×130 cm	1
内包布	130 cm×150 cm	1
外科纱布辅料	纱布球6 cm×8 cm	5
纱条	4 cm×6 cm	3
弯盘	19.8 cm×12.1 cm×2.2 cm	2
药杯	100 mL	4
PP量碗	500 mL	2

六、一次性脑科手术铺巾包

一次性脑科手术铺巾包规格见表4-6。

表4-6　一次性脑科手术铺巾包规格

名称	规格	数量
塑料袋（垃圾袋）	26 cm×35 cm	2
	80 cm×145 cm	1
	29 cm×30 cm	3
洞巾	195 cm×345 cm 吸液层60 cm×90 cm 开洞20 cm	1
手术铺巾	200 cm×125 cm	4
手术巾	50 cm×60 cm	1
包布	200 cm×120 cm	1
外科纱布辅料	纱布球6 cm×8 cm	6
弯盘	19.8 cm×12.1 cm×2.2 cm	1
药杯	100 mL	4

第四节 ▶ 手术体位与手术铺巾知识问答

一、手术室常见体位选择题

1. 下列手术不选择侧卧位的是（　　）。

A. 肺叶楔形切除术　　B. 肝部分切除术　　C. 右肾囊肿去顶术

D. 小脑肿瘤切除术　　E. 髋关节置换术

2. 妇科会阴部手术常采用的体位是（　　　）。

A. 平卧位　　　　B. 臀高头低位　　　C. 膝胸卧位

D. 膀胱结石位　　　E. 自由体位

3. 右侧肺叶楔形切除的患者，术中应安置的体位是（　　　）。

A. 平卧位　　　　B. 右侧卧位　　　C. 左侧卧位

D. 平卧位、胸下垫一软枕

4. 全麻术后未清醒患者，最适宜的体位是（　　　）。

A. 仰卧位　　　　B. 平卧位头偏向一侧　　　C. 头低足高位

D. 侧卧位　　　　E. 半坐卧位

5. 为避免损伤臂丛神经，水平仰卧位的手外展不能超过（　　　）。

A. 30°　　　　B. 60°　　　　C. 90°　　　　D. 120°

6. 安置侧卧位时，腋垫距腋下的距离为（　　　）。

A. 8 cm　　　　B. 10 cm　　　　C. 12 cm　　　　D. 15 cm

7. 经尿道膀胱肿瘤电切术应安置的体位是（　　　）。

A. 平卧位　　　　B. 截石位　　　C. 侧卧位　　　　D. 俯卧位

8. 行肾切除术时应安置的体位是（　　　）。

A. 平卧位　　　　B. 截石位　　　C. 侧卧位上腿弯曲下腿伸直

D. 侧卧位上腿伸直下腿弯曲

9. PCNL应安置的手术体位是（　　　）。

A. 平卧位　　　　B. 截石位　　　C. 侧卧位　　　　D. 俯卧位

E. 先截石位后俯卧位

10. 水平仰卧位容易受压的部位包括（　　　）。

A. 枕部　　　　B. 肩胛部　　　C. 脊柱椎体隆突处、骶尾部

D. 足踝部　　　　E. 以上都是

11. 甲状腺手术时，要摇高床头的角度是（　　　）。

A. 10°～15°　　　B. 10°～20°　　　C. 15°～20°　　　D. 15°～30°

12. 全麻俯卧位手术，为了避免视神经受压，在不影响手术医师操作的情况下，至少每隔（　　）放松受压部位一次。

　　A. 2小时　　　　　B. 3小时　　　　　C. 4小时　　　　　D. 5小时

13. 体位用品的材料宜（　　）。

　　A. 耐用、透气性好　　　　　　　　B. 便于清洁、消毒

　　C. 防潮、阻燃　　　　　　　　　　D. 以上都是

14. 由于妊娠晚期孕妇在仰卧时，增大的子宫压迫下腔静脉及腹主动脉，下腔静脉受压后导致全身静脉回流不畅，而引起的一系列临床症状，当改变体位时即可减轻或消失的一组综合征为（　　）。

　　A. 仰卧位低血压综合征　　　B. 甲状腺手术体位综合征

　　C. 骨–筋膜室综合征　　　　　D. A+B

15. 关于铺巾的原则下列描述错误的是（　　）。

　　A. 传递手术切口巾时，手术医师未戴无菌手套的手不可触及洗手护士的手

　　B. 不可随意移动已铺置的无菌手术单，必须移动时只能向切口外移

　　C. 手术单应悬垂至手术床40 cm以上

　　D. 手术切口周围及器械托盘至少覆盖4~6层无菌手术单，其他部位2层以上

16. 食管癌常见的手术体位是（　　）。

　　A. 左侧开胸右侧卧位　　　　　B. 右侧开胸左侧卧位

　　C. 左侧垫高45°、做前外侧切口

17. 直肠癌根治术的手术体位是（　　）。

　　A. 截石位　　　B. 截石位+臀下垫高　　　C. 改良截石位

　　D. 截石位+臀下垫高+肛门突出床沿一个拳头

18. 腹腔镜下经腹直肠癌根治术（Dixon）手术体位是（　　）。

　　A. 截石位　　　B. 截石位+臀下垫高

C. 改良截石位+臀下垫高+肛门突出床沿一个拳头+肩托

D. 截石位+臀下垫高+肛门突出床沿一个拳头

19. 以下手术方式在胃肠外科需要安置人字位的是（　　　）。

A. 胃癌根治术　　　　B. 结肠癌根治术　　　　C. 直肠癌根治术

D. 腹腔镜下胃及乙状结肠以上结肠癌根治术

20. 腹腔镜下降结肠癌根治术巡回护士应该将显示器放于（　　　）。

A. 患者脚侧　　　　　B. 患者头侧　　　　　　C. 患者右侧

D. 分离肠系膜下血管时放于患者脚侧，分离脾区时放于患者头侧

21. 腹腔镜下胆囊切除术手术体位是（　　　）。

A. 头高脚低右侧卧位　　　　　B. 头高脚低左侧卧位

C. 头低脚高右侧卧位　　　　　D. 头低脚高左侧卧位

E. 以上都不是

22. 功能性鼻窦开放术，腔镜设备应放置在（　　　）。

A. 床尾　　　B. 左侧　　　C. 右侧　　　D. 头侧

E. 床左下角

23. 安置肾全侧卧位时，腰桥的位置是（　　　）。

A. 胸骨下　　　B. 耻骨联合　　　C. 腰桥的下缘对准患者的髂脊

D. 第9肋

24. 肝移植手术患者体位右肋下垫高的目的是（　　　）。

A. 防止压疮　　　B. 利于肝静脉吻合　　　C. 利于肝动脉吻合

D. 利于胆道吻合

25. 腹腔镜胰十二指肠手术，腔镜设备应放置在（　　　）。

A. 患者左边　　　B. 患者右边　　　C. 患者右头侧

D. 患者左头侧

二、手术室常见体位问答题

1. 简述全麻患者俯卧位时眼睛的保护方法。

2. 俯卧位时腹部为什么要悬空？

3. 行颈前路与颈后路联合手术时更换体位的注意事项是什么？

4. 俯卧位时男性外生殖器的保护方法是什么？

5. 同时行双侧关节置换术时体位更换的注意事项是什么？

6. 行甲状腺手术时为什么要摇高床头15°～20°？

7. 行肾侧卧位手术时摇床的注意事项是什么？

8. 胸科手术侧卧位与肾手术侧卧位的区别是什么？

9. 妇科腹腔镜手术截石位时头低30°的注意事项是什么？

10. 截石位为什么不能同时放下双腿？

11. 手术铺巾的原则是什么？

12. 人字位手术铺巾适用于哪些手术？

13. 截石位腹腔镜手术中，妇科与胃肠手术的区别是什么？

14. 简述腹部联合会阴手术铺巾的物品准备。

15. 简述全髋手术铺巾的程序。

答案：

选择题

1～5 BDCBC　　6～10 BBDEE　　11～15 CADAC　　16～20 ADCDD

21～25 BDCCD

问答题

1. 俯卧前，双下眼睑涂眼膏，上、下睑合拢，用眼贴将眼睑贴紧，防止俯卧后眼球外凸，角膜干燥；翻身后立即调整眼睛与头圈的位置，勿让眼睛受压；术中每隔2小时抬高患者头部放松10～15分钟。

2. 腹部受压，可致下腔静脉受压、回心血量减少、血压下降、手术部位渗血增多。

3. 颈后路手术结束前准备好手术车床、消毒液、棉签、小敷料贴、手术床头架等物品。翻身前不要急于拆除三钉头架，以免引起颈部损伤；勿将患者身上的胶布拆除，以便过床。注意手术车床输液架的位置，勿挡住患者过床。翻身时按轴线翻身法过床，避免拖、拉、推；保护好输液管、尿管、气管导管，防止脱落。

4. 根据患者的体型选择合适的体位垫，安置体位时放置髂垫的位置要正确，避免男性外生殖器受压，保持自然垂直。

5. 同时行双侧关节置换术时应备好两套手术铺巾，注意敷料的清点必须准确无误，两侧手术开台与结束应分别清点各种用物、缝针等；一侧手术结束后应妥善保护好伤口，防止敷料脱落。

6. 充分暴露手术野，减少术中出血及头部充血。

7. 术前先摇高腰桥，再摇至头高脚低位，摇低背部床板，摇床过程中固定要牢固，注意患者的安全，保护患者皮肤，勿夹伤。术后先摇平手术床，再摇低腰桥。

8. 胸科手术侧卧位时患侧屈曲、健侧伸直；肾手术侧卧位时患侧伸直、健侧屈曲，便于暴露手术野。

9. 确定肩托固定牢固，以防患者下滑。

10. 同时放下双腿会导致患者的血压突然降低、心率增快。单腿慢放时，血容量的改变得到缓解，有利于血压维护，不易引起血压突然降低。

11. 铺无菌巾时，距离切口2～3 cm，悬垂至床边缘30 cm以上，至少4层。无菌巾一旦放下，不要移动，必须移动时，只能由手术野内向外移动，不得由外向内移动。严格遵循铺巾顺序。方法由手术切口而定，原则上第一层无菌巾是按相对干净到较干净、先远侧后近侧的顺序进行遮盖。

12. 腹腔镜下胃、左半结肠、右半结肠、肝、胰腺、胸腺手术。

13. 截石位腹腔镜胃肠手术需要多准备一包治疗巾，用于两侧腹股沟、三八线及遮羞布铺巾。

14. 截石包1个、中单4张、治疗巾4块。

15. 将双夹单垫于已消毒的腿下方，平耻骨联合处铺1条双层中单，将U形单铺于大腿下，紧贴大腿上端，用2把直钳固定U形单的两则。用1/3中单包裹小腿，将1/3处折叠的中单置于大腿下，前与腹股沟紧贴，后与骶尾部紧贴，用上述2把直钳固定。长边一端用来包脚，将末端向上反折，两侧向内折成三角形，两边向内收紧，用绷带包裹。根据厚度或标识，在切口处正确放置孔巾，保护双手不被污染，患侧肢体从孔中穿出，覆盖全身，向上外翻覆盖上身及头架，向下覆盖超过30 cm。

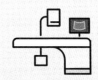

第五章

常见腔镜手术仪器设备摆放

手术体位与铺巾
实用手册

第一节 ▶ 胃肠外科腔镜手术仪器设备摆放

一、腹腔镜下胃、横结肠手术仪器设备摆放（图5-1）

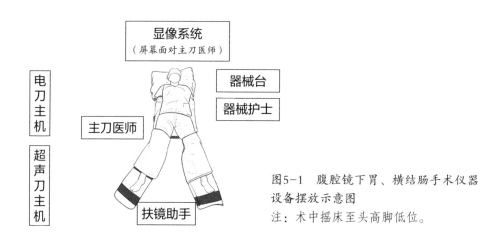

图5-1 腹腔镜下胃、横结肠手术仪器设备摆放示意图

注：术中摇床至头高脚低位。

二、腹腔镜下降结肠手术仪器设备摆放（图5-2）

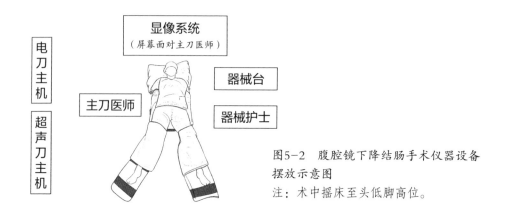

图5-2 腹腔镜下降结肠手术仪器设备摆放示意图

注：术中摇床至头低脚高位。

三、腹腔镜下乙状结肠、直肠手术仪器设备摆放（图5-3）

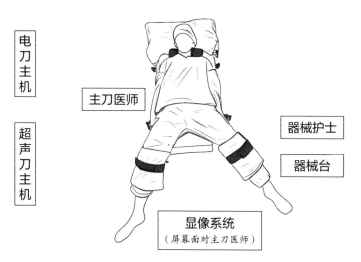

图5-3 腹腔镜下乙状结肠、直肠手术仪器设备摆放示意图
注：术中摇床至头低脚高位，臀部突出床沿一拳。

四、腹腔镜下右半结肠手术仪器设备摆放（图5-4）

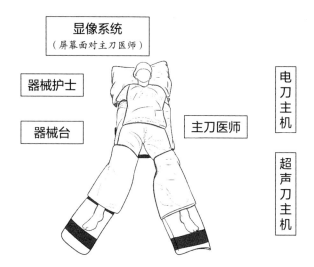

图5-4 腹腔镜下右半结肠手术仪器设备摆放示意图

第二节 ▸ 心胸外科腔镜手术仪器设备摆放

一、胸腔镜下左侧入路手术仪器设备摆放（图5-5）

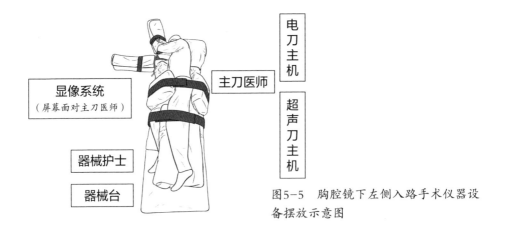

图5-5 胸腔镜下左侧入路手术仪器设备摆放示意图

二、胸腔镜下右侧入路手术仪器设备摆放（图5-6）

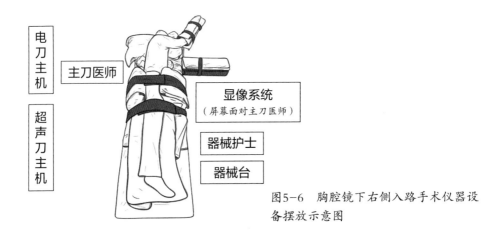

图5-6 胸腔镜下右侧入路手术仪器设备摆放示意图

三、胸腔镜下胸腺瘤切除术手术仪器设备摆放（图5-7）

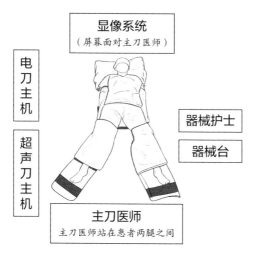

图5-7　胸腔镜下胸腺瘤切除术手术仪器设备摆放示意图

四、胸腔镜下双侧交感神经切断术仪器设备摆放（图5-8）

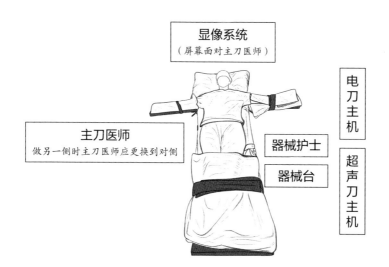

图5-8　胸腔镜下双侧交感神经切断术仪器设备摆放示意图

第三节 ▶ 妇科腔镜手术仪器设备摆放

一、腹腔镜下子宫肌瘤剔除、全子宫切除及广泛全宫切除、双附件切除、异位妊娠等手术仪器设备摆放（图5-9）

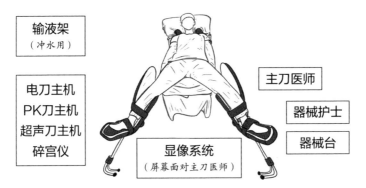

图5-9 腹腔镜下子宫肌瘤剔除、全子宫切除及广泛全宫切除、双附件切除、异位妊娠等手术仪器设备摆放示意图
注：广泛全宫切除使用低截石位。

二、宫腔镜手术仪器设备摆放（图5-10）

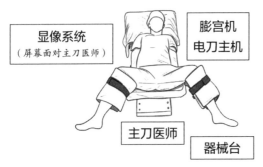

图5-10 宫腔镜手术仪器设备摆放示意图

第四节 ▶ 肝胆外科腔镜手术仪器设备摆放

一、腹腔镜下胆囊、肝囊肿切除术手术仪器设备摆放（图5-11）

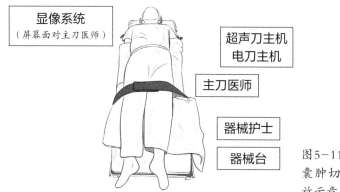

图5-11 腹腔镜下胆囊、肝囊肿切除术手术仪器设备摆放示意图

二、腹腔镜下肝切除术仪器设备摆放（图5-12）

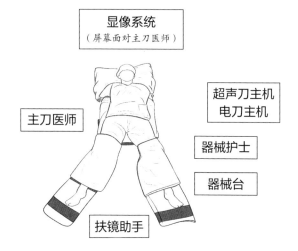

图5-12 腹腔镜下肝切除术仪器设备摆放示意图

三、腹腔镜下脾切除术仪器设备摆放（图5-13）

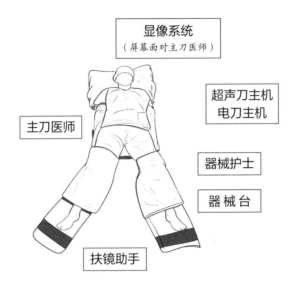

图5-13 腹腔镜下脾切除术仪器设备摆放示意图

注：术中摇床至头高脚低位，右侧15°～30°。

第五节 ▶ 耳鼻喉科腔镜手术仪器设备摆放

一、鼻内镜手术仪器设备摆放（图5-14）

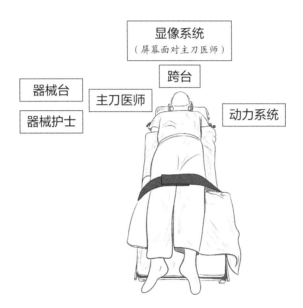

图5-14 鼻内镜手术仪器设备摆放示意图

二、乳突改良根治术（左侧）仪器设备摆放（图5-15）

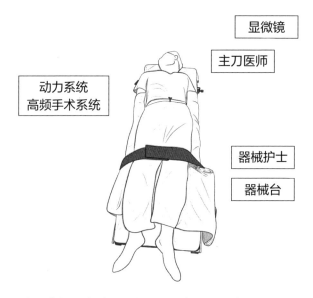

图5-15　乳突改良根治术（左侧）仪器设备摆放示意图

三、乳突改良根治术（右侧）仪器设备摆放（图5-16）

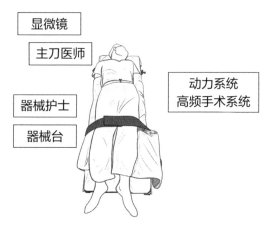

图5-16　乳突改良根治术（右侧）仪器设备摆放示意图

四、支撑喉镜手术仪器设备摆放（图5-17）

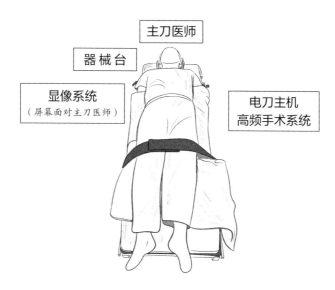

图5-17　支撑喉镜手术仪器设备摆放示意图

第六节 ▶ 关节外科腔镜手术仪器设备摆放

一、肩关节镜（左侧）手术仪器设备摆放（图5-18）

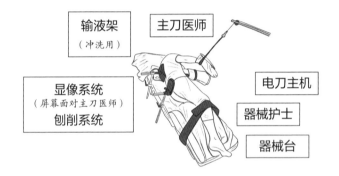

图5-18　肩关节镜（左侧）手术仪器设备摆放示意图

二、肩关节镜（右侧）手术仪器设备摆放（图5-19）

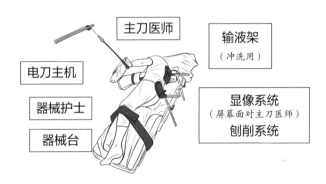

图5-19　肩关节镜（右侧）手术仪器设备摆放示意图

三、肘关节镜（左侧）手术仪器设备摆放（图5-20）

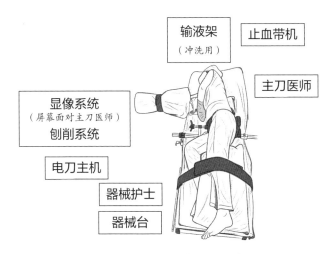

图5-20 肘关节镜（左侧）手术仪器设备摆放示意图

四、肘关节镜（右侧）手术仪器设备摆放（图5-21）

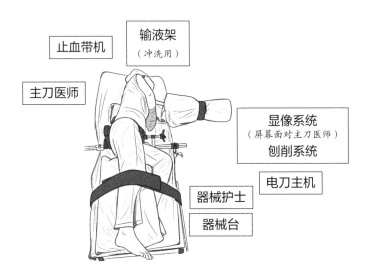

图5-21 肘关节镜（右侧）手术仪器设备摆放示意图

五、腕关节镜（左侧）手术仪器设备摆放（图5-22）

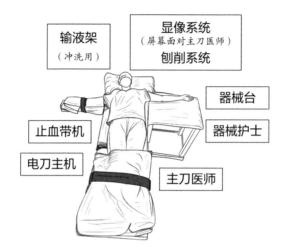

图5-22 腕关节镜（左侧）手术仪器设备摆放示意图

六、腕关节镜（右侧）手术仪器设备摆放（图5-23）

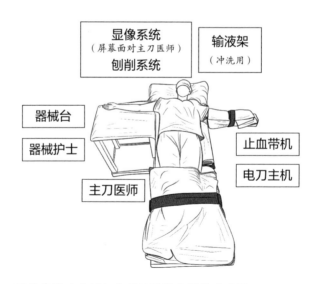

图5-23 腕关节镜（右侧）手术仪器设备摆放示意图

七、膝关节镜（左侧）手术仪器设备摆放（图5-24）

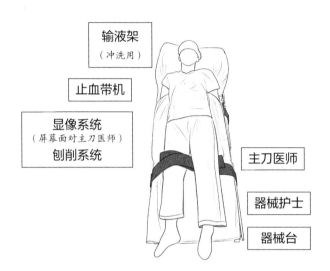

图5-24 膝关节镜（左侧）手术仪器设备摆放示意图

八、膝关节镜（右侧）手术仪器设备摆放（图5-25）

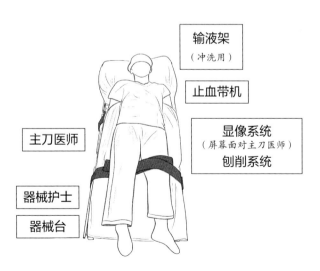

图5-25 膝关节镜（右侧）手术仪器设备摆放示意图

第七节 ▶ 泌尿外科腔镜手术仪器设备摆放

一、经尿道前列腺切除术（TURP）仪器设备摆放（图5-26）

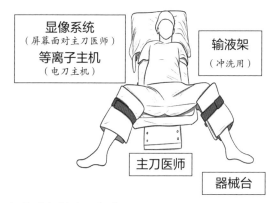

图5-26　TURP仪器设备摆放示意图

二、经尿道膀胱肿瘤切除术（TURBT）仪器设备摆放（图5-27）

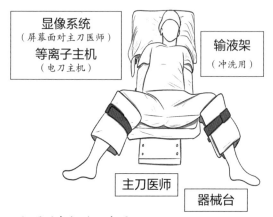

图5-27　TURBT仪器设备摆放示意图

三、经尿道射精管切开术（TURED）仪器设备摆放（图5-28）

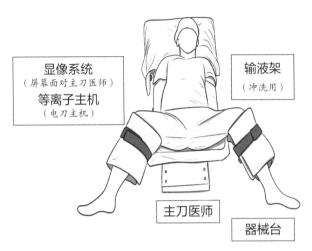

图5-28　TURED仪器设备摆放示意图

四、PCNL（左侧）仪器设备摆放（图5-29）

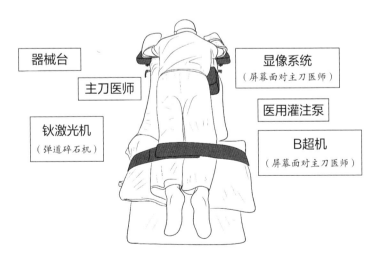

图5-29　PCNL（左侧）仪器设备摆放示意图

五、PCNL（右侧）仪器设备摆放（图5-30）

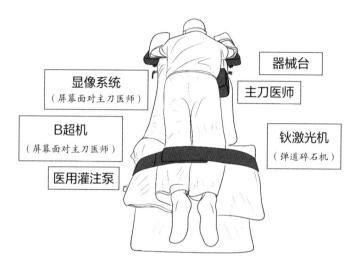

显像系统
（屏幕面对主刀医师）

器械台

主刀医师

B超机
（屏幕面对主刀医师）

钬激光机
（弹道碎石机）

医用灌注泵

图5-30　PCNL（右侧）仪器设备摆放示意图

六、膀胱镜检、逆行插管术仪器设备摆放（图5-31）

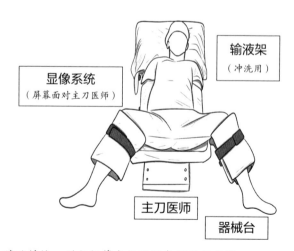

显像系统
（屏幕面对主刀医师）

输液架
（冲洗用）

主刀医师

器械台

图5-31　膀胱镜检、逆行插管术仪器设备摆放示意图

七、经尿道膀胱激光碎石术仪器设备摆放（图5-32）

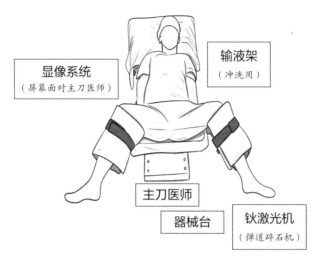

图5-32 经尿道膀胱激光碎石术仪器设备摆放示意图

八、经尿道输尿管镜激光碎石术仪器设备摆放（图5-33）

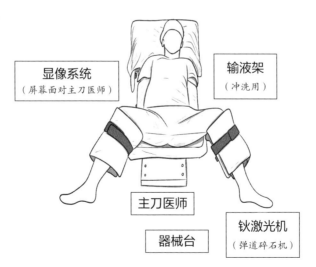

图5-33 经尿道输尿管镜激光碎石术仪器设备摆放示意图

九、尿道狭窄冷刀切开术仪器设备摆放（图5-34）

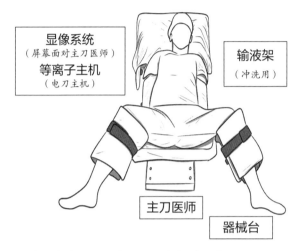

图5-34 尿道狭窄冷刀切开术仪器设备摆放示意图

十、膀胱水扩张术仪器设备摆放（图5-35）

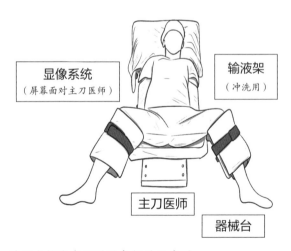

图5-35 膀胱水扩张术仪器设备摆放示意图

十一、输尿管镜下输尿管狭窄气囊扩张术仪器设备摆放（图5-36）

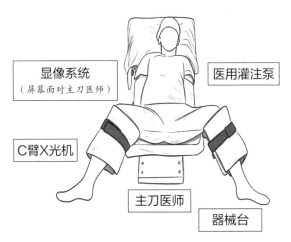

图5-36 输尿管镜下输尿管狭窄气囊扩张术仪器设备摆放示意图

十二、腹腔镜下全膀胱切除术、回肠代膀胱术仪器设备摆放（图5-37）

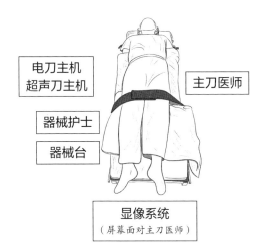

图5-37 腹腔镜下全膀胱切除术、回肠代膀胱术仪器设备摆放示意图

十三、腹腔镜下腹股沟疝修补术仪器设备摆放（图5-38）

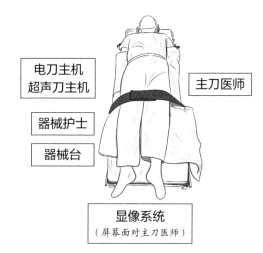

电刀主机
超声刀主机

主刀医师

器械护士

器械台

显像系统
（屏幕面对主刀医师）

图5-38　腹腔镜下腹股沟疝修补术仪器设备摆放示意图

十四、腹腔镜下肾、肾上腺手术（左侧）仪器设备摆放（图5-39）

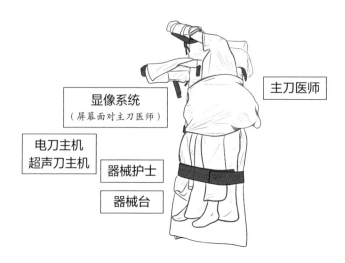

显像系统
（屏幕面对主刀医师）

主刀医师

电刀主机
超声刀主机

器械护士

器械台

图5-39　腹腔镜下肾、肾上腺手术（左侧）仪器设备摆放示意图

十五、腹腔镜下肾、肾上腺手术（右侧）仪器设备摆放（图5-40）

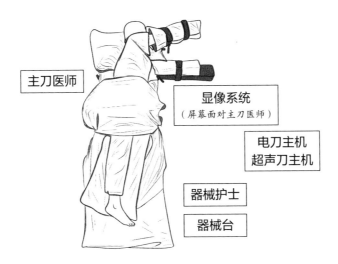

图5-40 腹腔镜下肾、肾上腺手术（右侧）仪器设备摆放示意图

参 考 文 献

［1］魏革，刘苏君. 手术室护理学［M］. 北京：人民军医出版社，2002.

［2］林百凤. 脊柱手术俯卧体位的安全护理［J］. 局解手术学杂志，2009，18（3）：216-217.

［3］刘洁，蒋素英. 手术体位的摆放与并发症的预防［J］. 贵阳中医学院学报，2006，28（1）：42-43.

［4］李思，李萍. 普通外科、小儿外科手术配合［M］. 长沙：湖南科学技术出版社，2005.

［5］赖红燕. 腕关节镜手术的术中配合［J］. 实用手外科杂志，2005，19（1）：60.

［6］徐红. 侧卧位手术并发症的预防及护理［J］. 中华现代临床护理学杂志，2008，3（2）：20.

［7］庄心良，曾因明，陈伯銮，等. 现代麻醉学［M］. 北京：人民卫生出版社，2004.

［8］马育璇. 手术室护士必读［M］. 北京：人民军医出版社，2011.

［9］何丽，李丽霞，李冉. 手术体位安置及铺巾标准流程［M］. 北京：人民军医出版社，2014.

［10］中华护理学会手术室护理专业委员会. 手术室护理实践指南［M］. 北京：人民卫生出版社，2019.

［11］中华护理学会手术室护理专业委员会. 手术室护理实践指南［M］. 北京：人民卫生出版社，2020.

［12］李倩. 手术室体位护理及注意事项［J］. 家庭生活指南，2019（7）：54.

［13］彭刚艺，刘雪琴. 临床护理技术规范（基础篇）［M］. 2版. 广

州：广东科技出版社，2013.

［14］成守珍，张振路. 临床专科护理技术操作规程［M］. 广州：广东科

技出版社，2008.